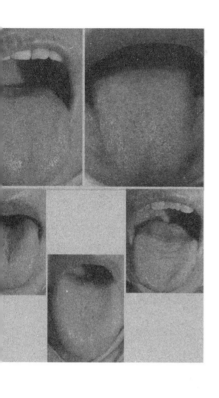

舌象

与脾胃

SHEXIANG YU PIWEI

郑德泉 著

江西科学技术出版社

图书在版编目（CIP）数据

舌象与脾胃 / 郑德泉著. -- 南昌：江西科学技术
出版社，2022.8（2023.7重印）
ISBN 978-7-5390-8277-6

Ⅰ.①舌… Ⅱ.①郑… Ⅲ.①脾胃病－舌诊 Ⅳ.
①R256.3

中国版本图书馆CIP数据核字（2022）第144245号

国际互联网（Internet）地址：
http://www.jxkjcbs.com
选题序号：ZK2022090

舌象与脾胃　　　　　　　　　　　　　　　　郑德泉　著

出版发行	江西科学技术出版社
社址	南昌市蓼洲街2号附1号
	邮编：330009　电话：（0791）86623491　86639342（传真）
印刷	永清县晔盛亚胶印有限公司
经销	全国新华书店
开本	787 mm × 1092 mm　1/16
字数	100千字
印张	6.75
版次	2022年8月第1版　2023年7月第2次印刷
书号	ISBN 978-7-5390-8277-6
定价	69.00元

赣版权登字-03-2022-198

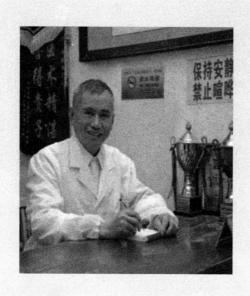

作者简介

郑德泉，江西临川人，主治中医师，著有《舌象与健康》。

1987年毕业于江西中医学院中医专业，毕业后一直从事于中医临床工作，喜读张仲景《伤寒论》《金匮要略》，擅用经方治疗各种疑难杂症。

前　言

　　《舌象与健康》一书出版后，很多读者对如何通过舌象来辨识自己的身体健康状况产生了浓厚的兴趣，也对舌象有了一定的了解。通过对书籍中舌象病例的学习，可以对自我健康做一个简单的判断，以达到保持身体健康的目的。

　　在近年的问诊过程中，笔者发现因脾胃问题而引发病症的患者呈增多趋势。所谓百病由胃生，治病先治胃。脾胃五行属土，属于中焦，同为"气血生化之源"，共同承担着化生气血的重任，是后天之本。《黄帝内经》曰"脾胃者，仓廪之官，五味出焉"，也表明了脾胃是身体能量的根源所在。因此笔者认为，如何通过辨识舌象来判断自身脾胃的健康状况，是值得研究，也是对广大群众有益的一件事情。

脾胃病症虚多实少，治疗中应以养、补为主，驱邪为辅。故笔者以此为思路对脾胃病患者进行治疗，并在日常病例中选取了80余例相关病例，通过直观的舌象图片，对症状进行说明，并列明治疗的基础及食疗方，供读者参考。

本书是笔者出版的第二本舌象类书籍。广大患者的需求即是笔者源源不竭之动力，愿大家能重视脾胃保养，以得健康常驻。

郑德泉

2022年2月20日于临川

目 录
Contents

第一章　中医舌诊原理

中医舌诊，是指通过观察舌象的各种变化，分析舌觉的不同，以了解机体生理功能和病理变化的一种临床诊断方法。它是中医学独特的望诊的主要内容之一，居于相当重要的位置，是经过长期的医疗实践而逐渐形成和发展起来的，且历史悠久，行之有效。近些年来，通过中西医结合的动物实验、临床观察和病理解剖研究，人们逐渐认识到，舌象与疾病性质及其发展有着较为密切的联系，舌诊作为中医可靠的诊断手段之一，是非常科学的。随着医学研究的不断开展，人们对舌象形成的原理有了更加深入的了解，对舌象的临床诊断研究有了新的拓展。

中医学认为，舌好似外露于体表的脏器组织，是观察内藏于里的脏腑的窗口，这种表里、内外之间存在着特殊的有机联系。张仲景将全舌看成一个蜷卧于口腔内的胎儿，并首先提出"舌胎"一词。张石顽则进一步阐发："舌胎之名，始于长沙，以其邪气结里，如有所怀，故谓之胎。"13世纪，舌诊专著《敖氏伤寒金镜录》出版，该书详细介绍了36种病态舌，为后世辨舌诊病奠定了坚实的理论基础。时至今日，舌诊已成为中医诊断学中不可缺少的诊断方法之一。

第二章　舌与脾胃的关系

舌的分布如以五脏划分，则脾胃居中，故以舌中部主脾胃；肝胆居躯体之侧，故以舌边主肝胆，左边属肝，右边属胆。以三焦划分，舌中属中焦，中焦主脾胃。以胃脘分属诊舌部位，以舌尖主上脘，舌中主中脘，舌根主下脘。这种分法，常用于胃肠病变。

以脾胃而言，脾足太阴之脉"连舌本，散舌下"，脾主肌肉，舌为肌体，故舌与脾密切相关，如《灵枢·脉经》说"脾足太阴之脉……是动则病：舌本强……"因此有"舌为脾之外候"之说。舌又为胃之外候，苔源于胃，由胃气熏蒸而成，然五脏皆禀气于胃，故借助舌苔可诊五脏的虚实寒热，如《灵枢·邪气脏腑病形》曰"其浊气出于胃，走唇舌而为味"。因此，舌的改变不仅是某一脏腑的改变，更是脏腑系列病变的显露。

脾开窍于口，"舌为脾胃之外候""苔乃胃气之所熏蒸"，故舌苔对脾胃病理的反映是最早、最及时的，尤以上消化道病变在舌苔的反映更为显著，舌不愧为胃肠的外镜。

舌苔是胃黏膜变化的指标，如庞氏认为，胃、十二指肠溃疡常出现黄苔或黄腻苔，提示黏膜有炎症，而出现红绛紫黯舌多提示为慢性萎缩性胃炎。总之，舌与脾胃的关系最为密切，是脾胃疾病早期和最真实的外露。

第三章　实证

【概念】

实证指因感受寒、湿、热等实邪，导致机体功能活动衰退所表现的具有冷、热或寒热夹杂等特点的证候。本章主要介绍了寒、湿、热等实邪侵犯脾胃等中焦后所显现的12个舌象。

【病因病机】

1.病因：因感受寒邪，或过服生冷寒凉食物；或外感火热阳邪，或过服辛辣温热之品，或寒湿邪郁而化热，或七情过激、五志化火等所致。起病急骤，体质壮实者多为实证。

2.病机：由于寒邪遏制，阳气被郁，故见恶寒；或阴寒内盛，形体失去温煦，可见畏寒喜暖；或寒性凝滞，可见局部冷痛。外寒阻遏阳气宣发，气血不能运行于面，则有舌质淡、苔白等实寒证表现。由于阳热偏盛，津液耗伤，或内生阳气过盛，故见发热、面赤、烦躁不宁、舌红苔黄少津、脉数等一系列实热象。

【临床表现】

实寒证主要表现为恶寒或畏寒，冷痛，喜暖，口淡不渴，肢冷蜷卧，痰、涎、涕清稀，小便清长，大便稀溏，面色白，舌淡，苔白而润，脉紧或迟。实热证主要表现为发热、恶热、面赤、烦躁不宁、口渴欲饮、舌红苔黄少津、脉数。

【常用食疗】建议食用带须葱白、生姜、荞麦、陈皮等辅助治疗。

【常用方药】本证常用方药以藿香、草果、黄连、干姜等为主。

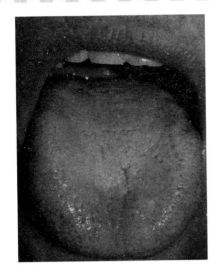 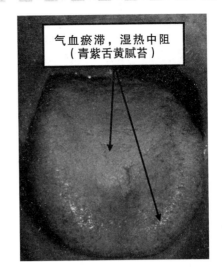

气血瘀滞，湿热中阻
（青紫舌黄腻苔）

图3-1

图 解 舌质呈青紫色，以舌两边及舌尖尤甚，舌中部及根部可见黄腻苔，此多为青紫舌黄腻苔。其形成原因多为全身血行瘀滞致气血运行不畅，中焦（脾胃）水湿运行受阻，郁而化热成湿热中阻。

临床意义 主气血瘀滞，湿热中阻。

治 法 活血化瘀，清利湿热。

食疗方 胡椒粉2克、葱白30克、鲜香菜20克、荞麦30克。（水煮服用，胡椒粉后下）

基础方药 丹参15克、党参15克、藿香8克、甘草3克。（水煎服用）

方药解析 丹参，味苦，性微寒，具有清热凉血、活血调经的功效。党参，味甘，性平，具有清热、化瘀、健脾、益胃的作用。藿香，味辛，性微温，具有解表化湿、理气和中的功效。再加甘草调和诸药，四药共达清利湿热、活血通络的同时，不忘健脾之法。

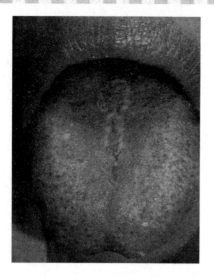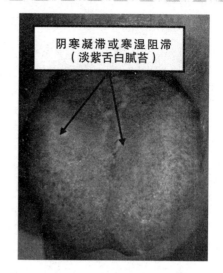

阴寒凝滞或寒湿阻滞
（淡紫舌白腻苔）

图3-2

图　　解　舌质呈淡紫色，舌面出现细腻致密的白色颗粒，如涂有油腻之状，尤以舌中部为甚，此为淡紫舌白腻苔。其形成原因为阴寒内盛致气血运行不畅，寒湿受阻中焦，阳气被遏。

临床意义　主阴寒凝滞或寒湿内阻。

治　　法　散寒除湿。

食　疗　方　葱白30克、陈皮10克、泥鳅50克。（水煮服用）

基础方药　藿香10克、草果6克、党参10克，甘草3克。（水煎服用）

方药解析　藿香，味辛，性微温，具有解表化湿、理气和中的功效。草果，味辛，性温，归肺、胃经，具有燥湿除寒、健脾开胃、利水消肿的功效。辅以党参补中益气、生津养血。甘草以调和药性。四味药物同用既能散寒除湿，又可补中健脾，达到祛邪不伤正，祛邪不忘扶正的目的。

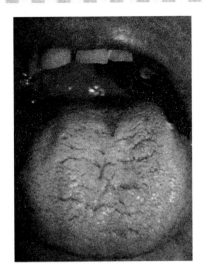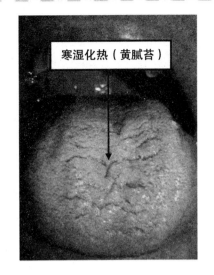

寒湿化热（黄腻苔）

图3-3

图　　解　舌质淡红，舌面布满细腻致密的淡黄色颗粒，尤以舌中部及舌根部为甚，此多为黄腻苔。其形成原因多为素体外感寒湿邪气侵犯，寒湿郁久化热成湿热。

临床意义　主寒湿郁久化热。

治　　法　清利湿热。

食 疗 方　生姜10克、陈皮10克、乌鱼50~100克。（水煮服用）

基础方药　丹参10克、茵陈6克、白术10克、甘草3克、干姜6克。（水煎服用）

方药解析　丹参，味苦，性微寒，具有清热凉血、活血痛经的功效。茵陈，味苦、辛，性微寒，具有清利湿热、健脾的作用。白术，味苦，性温，归脾胃经，具有补气健脾、燥湿利水的功效。干姜，味辛，性热，具有温中散寒补虚的功效。四药同用可清利湿热、健脾利湿。

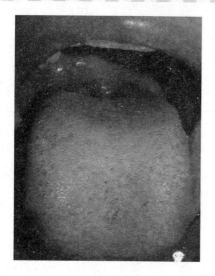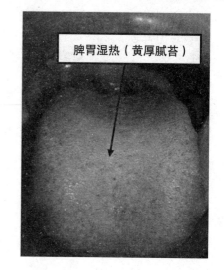

脾胃湿热（黄厚腻苔）

图3-4

图　解	舌质偏紫，舌中部及舌根部可见细腻致密的黄色颗粒状苔质，融合成片，揩之不去，刮之不脱，此多为黄厚腻苔。其形成原因多为脾胃运化功能失常，导致水湿内停，郁久化热而致湿热中阻。
临床意义	主脾胃湿热。
治　法	清利脾胃湿热。
食疗方	陈皮10克、葱白30克、白莲肉15克、草鱼肉50~100克。（水煮服用）
基础方药	藿香10克、黄连5克、茯苓20克、甘草3克。（水煎服用）
方药解析	藿香，味辛，性微温，具有化湿、理气和中的功效。黄连，味苦，性寒，具有清热燥湿、泻火解毒的功效，主治中焦湿热。两药合用，可达到清利脾胃湿热的功效，再加茯苓辅以理气健脾，正谓祛邪扶正之法。

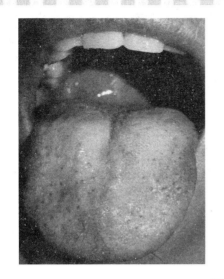
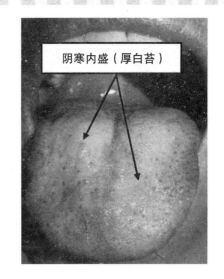

阴寒内盛（厚白苔）

图3-5

| 图　　解 | 舌质淡红，舌面广泛出现细腻致密的白色颗粒，以舌中部及舌根部尤甚，此为厚白苔。其形成原因多为阴寒内盛，寒邪侵犯中下焦，阻滞阳气的升发。 |

临床意义 主阴寒内盛。

治　　法 散寒通滞。

食 疗 方 生姜10克、葱白30克、白莲肉10克、鲤鱼50~100克。（水煮服用）

基础方药 党参10克、干姜6克、肉桂3克、当归10克、甘草3克。（水煎服用）

方药解析 党参，味甘，性平，归脾、肺经，具有补中益气、生津养血的功效。干姜，味辛，性热，具有温中散寒补虚的功效。肉桂，味辛、温，性热，具有补火助阳、散寒痛经止痛的功效。当归，味甘，性温，归脾、心经，具有补血活血、痛经止痛的功效。甘草以调和药性。诸药并用可谓散寒通滞为主，温补脾肾为辅。

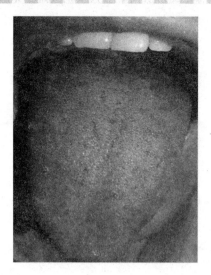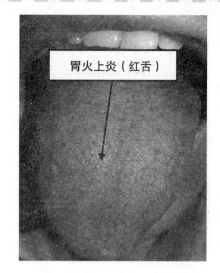

胃火上炎（红舌）

图3-6

| 图 解 | 全舌偏红，舌中部苔质鲜红而起芒刺，比正常舌色红，此为红舌。其形成原因是胃火上炎，血热上行，舌体脉络充盈，故舌质鲜红。 |

| 临床意义 | 主胃火上炎。 |

| 治 法 | 清胃降火。 |

| 食疗方 | 白萝卜50克、小米30~50克、葱白30克。（水煮服用） |

| 基础方药 | 黄连6克、玄参10克、丹皮10克、甘草3克、麦冬6克。（水煎服用） |

| 方药解析 | 黄连，味苦，性寒，归心脾胃胆经，具有清热燥湿、泻火解毒的作用，主清中焦之热。玄参，味苦，性寒，具有凉血滋阴、泻火解毒的功效。丹皮，味苦，性寒，归心肝肾经，具有清热凉血、活血化瘀、退虚热等功效。麦冬，味甘、微苦，性微寒，归肺、胃经，具有养阴润肺、益胃生津的功效。甘草以调和药性。五药合用，既能清胃热之火，又可滋养胃阴，可谓祛邪不伤阴。 |

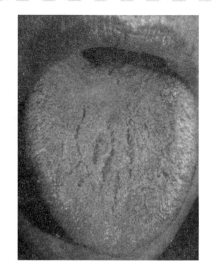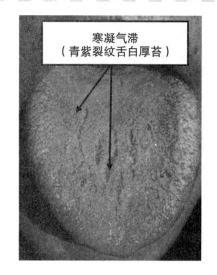

寒凝气滞
（青紫裂纹舌白厚苔）

图3-7

图　解　舌质呈淡紫色，舌面上可见散在白厚苔，以舌根部尤甚，舌中部可见多处纵行裂纹舌，此多为青紫裂纹舌白厚苔。其形成原因多为寒邪入里，阻碍身体气机运动，导致机体脏腑经络失常。

临床意义　主寒凝气滞。

治　法　散寒、行气通络。

食疗方　鲜淮山50~100克、生姜10克、葱白30克、陈皮10克。（水煮服用）

基础方药　党参15克、干姜6克、肉桂3克、砂仁6克、甘草3克。（水煎服用）

方药解析　党参，味甘，性平，归脾、肺经，具有补中益气、生津养血的功效。干姜，味辛，性热，归脾胃心肺经，具有温中散寒补虚的功效。肉桂，味辛、温，性热，归脾肾心肝经，具有补火助阳、散寒痛经止痛的功效。砂仁，味辛，性温，归脾胃肾经，具有温中止泻、化湿行气的功效。甘草以调和药性。诸药并用可散寒、行气通络。

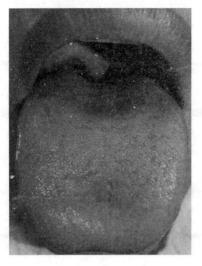
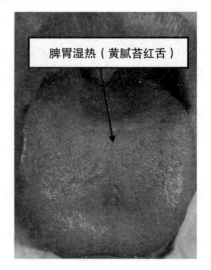

脾胃湿热（黄腻苔红舌）

图3-8

图　　解　舌质偏红，舌中部可见细腻致密的黄色颗粒，融合成片，揩之不去，刮之不脱，此多为黄腻苔红舌。其形成原因多为脾胃运化功能失常，导致水湿内停于中焦，郁久化热而致湿热中阻。

临床意义　主脾胃湿热。

治　　法　清利湿热。

食　疗　方　白莲肉15克、葱白20克、鲫鱼50~100克。（水煮服用）

基础方药　藿香10克、黄连6克、茯苓10克、党参15克。（水煎服用）

方药解析　藿香，味辛，性微温，具有化湿、理气和中的功效。黄连，味苦，性寒，归心脾胃胆经，具有清热燥湿、泻火解毒的功效，主清中焦之湿热。两药合用，可达到清利脾胃湿热之效。党参，味甘，性平，归脾、肺经，具有补中益气、生津养血的功效。茯苓，味苦，性温，归脾胃经，具有理气健脾的功效。

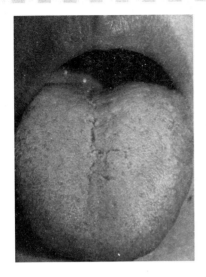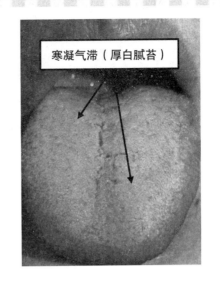

寒凝气滞（厚白腻苔）

图3-9

| 图　　解 | 舌质红润，舌面广泛出现细腻致密的白色颗粒状腻苔，以舌中部及舌根部尤甚，此多为厚白腻苔。其形成原因多为阴寒内盛，寒邪侵犯中下焦，阻滞阳气的升发及津液的输布而内成湿邪。 |

临床意义 主寒凝气滞。

治　　法 散寒通滞。

食疗方 生姜6克、陈皮10克、小米50克。（水煮服用）

基础方药 干姜6克、草果6克、党参12克、砂仁6克。（水煎服用）

方药解析 干姜，味辛，性热，归脾胃心肺经，具有温中散寒补虚的功效。草果，味辛，性温，归胃经，具有燥湿除寒、健脾开胃、利水消肿的功效。党参，味甘，性平，归脾、肺经，具有补中益气、生津养血的功效。辅以砂仁（味辛，性温，归脾胃肾经，具有温中止泻、化湿行气的功效），诸药并用，以散寒通滞为主，温补脾肾为辅，可谓祛邪不忘扶正，祛邪扶正并重。

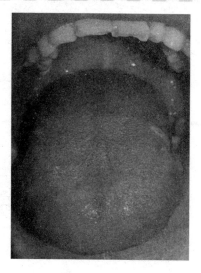 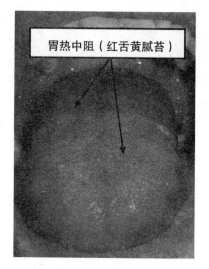

胃热中阻（红舌黄腻苔）

图3-10

| 图　　解 | 舌质偏红，舌中部可见细腻致密的黄色颗粒，融合成片，揩之不去，刮之不脱，此多为红舌黄腻苔。其形成原因多为脾胃运化功能失常，导致水湿内停于中焦，郁久化热而致胃热中阻。 |

| 临床意义 | 主胃热中阻。 |

| 治　　法 | 清热和胃。 |

| 食疗方 | 葱白30克、陈皮10克、鲤鱼50克。（水煮服用） |

| 基础方药 | 牡丹皮10克、黄连6克、玄参6克、甘草3克。（水煎服用） |

| 方药解析 | 牡丹皮，味苦辛，性寒，归心肝肾经，具有清热凉血、活血的功效。黄连，味苦，性寒，归心脾胃胆经，具有清热燥湿、泻火解毒的功效，主清中焦之湿热。玄参，味苦，性寒，归肺胃肾经，具有凉血滋阴、泻火解毒的功效。甘草以调和药性。四药合用可清除胃热之邪。 |

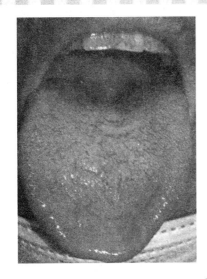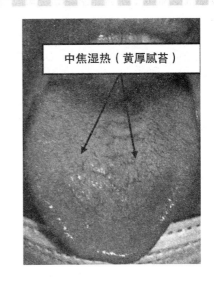

中焦湿热（黄厚腻苔）

图3-11

| 图　　解 | 舌质偏红，舌中部可见细腻致密的黄色颗粒状苔质，融合成片，揩之不去，刮之不脱，此多为黄厚腻苔。其形成原因多为脾胃运化功能失常，受湿热之邪侵犯，导致水湿内停，郁久化热而致湿热中阻。 |

临床意义　主中焦湿热。

治　　法　清利中焦湿热。

食 疗 方　陈皮10克、白莲肉30克、鸡肉50克。（水煮服用）

基础方药　党参15克、黄连6克、藿香10克、白术6克、甘草3克。（水煎服用）

方药解析　党参，味甘，性平，归脾、肺经，具有补中益气、生津养血的功效。黄连，味苦，性寒，归心脾胃胆经，具有清热燥湿、泻火解毒的功效，主治中焦湿热。藿香，味辛，性微温，具有化湿、理气和中的功效。白术，味苦，性温，归脾胃经，具有补气健脾、燥湿利水的功效。甘草以调和药性。四药合用，可清利中焦湿热，健脾补气，调和脾胃运化。

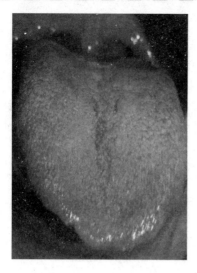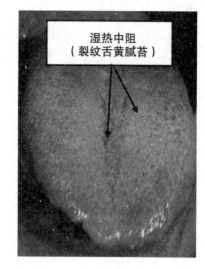

湿热中阻
（裂纹舌黄腻苔）

图3-12

图　　解　舌质淡红，舌中部及根部可见颗粒细腻的黄色苔质，揩之不去，舌体中部有一条纵行裂纹，此多为裂纹舌黄腻苔。其形成原因多为水湿之邪侵犯体内，阻碍气血运行，郁久化热成湿热中阻。

临床意义　主湿热中阻。

治　　法　清热除湿。

食 疗 方　白莲肉15克、陈皮15克、乌鱼50~100克。（水煮服用）

基础方药　藿香10克、黄连5克、党参15克、甘草3克。（水煎服用）

方药解析　藿香，味辛，性微温，归脾胃肺经，具有化湿、理气和中的功效。黄连，味苦，性寒，归心脾胃大肠经，具有清热燥湿、泻火解毒的功效。党参，味甘，性平，归脾肺经，具有补中益气、生津养血的功效。甘草以调和药性。四药配伍以清热利湿为主，补中益气为辅，具有祛邪兼扶正的功效。

第四章　阳虚证

【概念】

阳虚证指体内脾、肾等脏腑阳气亏损，机体失去阳气的温煦，推动、蒸腾、气化等作用减退所表现的虚汗证候。本章归纳了8个舌象。

【病因病机】

1.病因：阳虚证的病因主要有久病损伤，阳气亏虚，或气虚进一步发展；久居寒凉之处，或过服寒凉清苦之品，阳气逐渐耗伤；年高而命门之火渐衰。

2.病机：由于阳气亏虚，机体失却温煦，不能抵御阴寒之气，而寒从内生，于是出现畏冷肢凉等一系列病性属虚、属寒的证候。本证以畏寒肢冷、面白虚浮、舌质淡胖、苔白、脉沉迟无力为辨证要点。

【临床表现】

以畏寒肢冷、口淡不渴，或渴喜热饮、小便清长、大便溏薄、面白虚浮、舌淡胖、苔白滑、脉沉迟无力为常见证候，

【常用食疗】

建议食用生姜、带须葱白、旱米等辅助治疗。

【常用方药】

本证常用方药以干姜、党参、山药、砂仁、肉桂等为主。

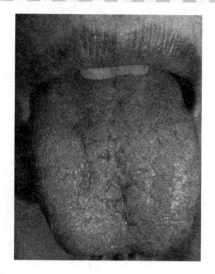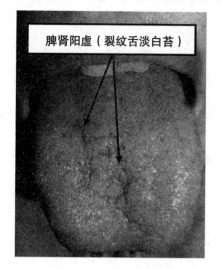

脾肾阳虚（裂纹舌淡白苔）

图4-1

图　　解　舌质淡红，舌面广泛出现细腻致密的白色颗粒，舌体中部有不规则纵行裂纹，此为裂纹舌淡白苔。其形成原因多为脾肾阳虚，致阳气温煦不足。

临床意义　主脾肾阳虚。

治　　法　温补脾肾。

食 疗 方　生姜10克、鸡肉50克、白莲肉20克。（水煮服用）

基础方药　干姜6克、肉桂3克、山药30克、甘草3克。（水煎服用）

方药解析　干姜，味辛，性热，具有温中散寒补虚的功效。肉桂，味辛、温，性热，具有补火助阳、散寒痛经止痛的功效。山药，味甘，性平，归脾肺肾经，具有益气养阴、补脾肺肾的功效。甘草以调和药性。诸药并用可温补脾肾、调和阴阳，可谓阴阳调和，脾肾并重。

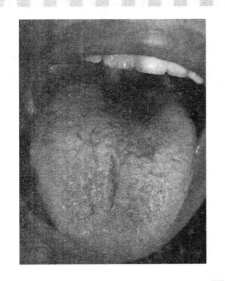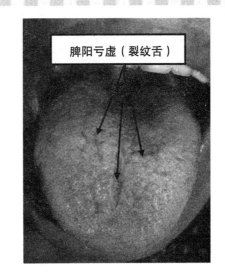

脾阳亏虚（裂纹舌）

图4-2

图　解 舌质淡红，舌面广泛呈现不规则纵行裂纹，以舌中部及舌根部尤甚，此为裂纹舌。其形成原因多为脾阳亏虚，脾阳运化水湿受阻，舌体失去津液濡润。

临床意义 主脾阳亏虚。

治　法 温补脾阳。

食疗方 生姜10克、白莲肉15克、鲫鱼50~100克。（水煮服用）

基础方药 党参15克、干姜6克、白术10克、陈皮10克、甘草3克。（水煎服用）

方药解析 党参，味甘，性平，具有健脾益胃的作用。干姜，味辛，性热，具有温中散寒补虚的功效。白术，味苦，性温，归脾胃经，具有补气健脾、燥湿利水的功效。陈皮，味辛，性温，归脾肺经，具有理气、健脾、化湿的功效。甘草以调和药性。诸药并用可温补脾阳、健脾化湿。

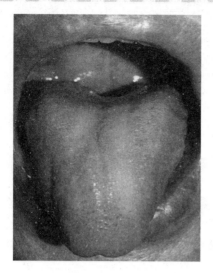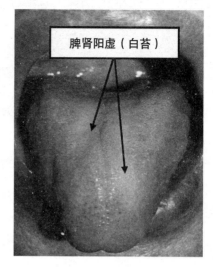

脾肾阳虚（白苔）

图4-3

图　解　舌体淡红，舌中部及舌根部可见白色苔质，此多为白苔。其形成原因是脾肾阳气亏虚，运血无力，不能温运血液上荣于舌。

临床意义　主脾肾阳虚。

治　法　温肾脾阳。

食疗方　羊肉30~50克、生姜10克、小米20克。（水煮服用）

基础方药　干姜6克、云苓10克、党参15克。（水煎服用）

方药解析　干姜，味辛，性热，具有温中散寒补虚的功效。云苓，味甘，性平，归心肺脾肾经，具有理气健脾、利水消肿的功效。党参，味甘，性平，归脾、肺经，具有补中益气、生津养血的功效。诸药并用可温补脾肾、调和阴阳，可谓阴阳调和，脾肾并重。

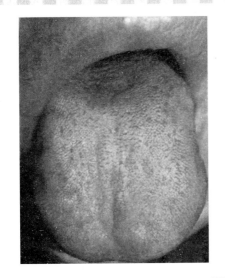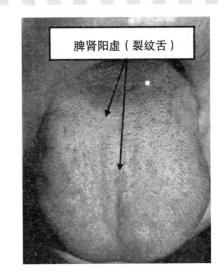

脾肾阳虚（裂纹舌）

图4-4

图　解　舌质淡红，舌面广泛出现细腻致密的白色颗粒，舌体中部呈现不规则纵行裂纹，此为裂纹舌。其形成原因多为脾肾阳虚，致阳气温煦不足。

临床意义　主脾肾阳虚。

治　法　温补脾肾。

食疗方　生姜10克、红枣15克、乌鱼50~100克。（水煮服用）

基础方药　党参15克、肉桂3克、山药10克、甘草3克。（水煎服用）

方药解析　党参，味甘，性平，归脾、肺经，具有补中益气、生津养血的功效。肉桂，味辛、温，性热，具有补火助阳、散寒痛经止痛的功效。山药，味甘，性平，归脾肺肾经，具有益气养阴、补脾肺肾的功效。甘草以调和药性。诸药并用可温补脾肾、调和阴阳，可谓阴阳调和，脾肾并重。

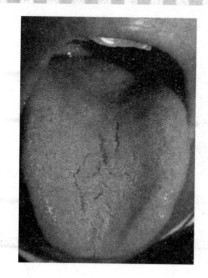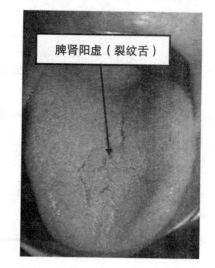

脾肾阳虚（裂纹舌）

图4-5

图　　解　舌质淡白，舌苔薄黄，舌中间有多条不规则裂纹，此为裂纹舌。其形成原因是脾肾阳虚，水液运化功能失常，导致体内津液输布障碍，水湿之邪停滞于体内而表现于舌。

临床意义　主脾肾阳虚。

治　　法　温补脾肾。

食 疗 方　生姜10克、鲜淮山50~100克、羊肉50克。（水煮服用）

基础方药　肉桂3克、砂仁6克、党参15克、甘草4克。（水煎服用）

方药解析　肉桂，味辛，性热，具有补火助阳、散寒痛经止痛的功效。砂仁，味辛，性温，归脾胃肾经，具有温中止泻、化湿行气的功效。党参，味甘，性平，归脾肺经，具有补中益气、生津养血的功效。四药同用，既可温补脾肾阳虚，又可散寒湿之邪，可谓祛邪不忘扶正，扶正不忘祛邪。

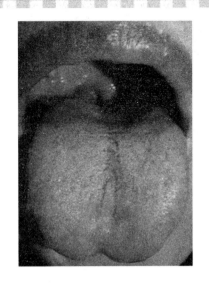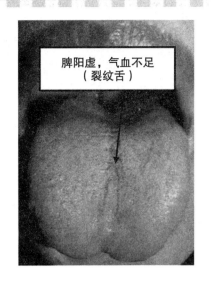

脾阳虚，气血不足
（裂纹舌）

图4-6

图　　解　舌质淡红，舌苔薄白，舌中部可见一纵行裂纹舌苔，此为
裂纹舌。其形成原因是脾阳虚，水液运化及气血生化功能
失常，导致体内气血不足，津液输布障碍，水湿之邪停滞
于体内而表现于舌。

临床意义　主脾阳虚，气血不足。

治　　法　补脾阳，补气血。

食 疗 方　花椒3克、生姜10克、鲜淮山60克、羊肉50克。（水煮服用）

基础方药　黄芪10克、砂仁6克、党参15克、当归6克。（水煎服用）

方药解析　黄芪，味甘，性微温，归脾肺经，具有健脾补中、升阳举
陷的功效。砂仁，味辛，性温，归脾胃肾经，具有温中止
泻、化湿行气的功效。党参，味甘，性平，归脾肺经，具
有补中益气、生津养血的功效。当归，味甘，性温，归
脾、心、肝经，具有补血活血、调经止痛的功效。四药同
用既可理气健脾、补益脾阳，又可调和气血阴阳。

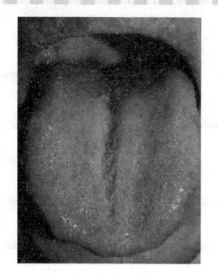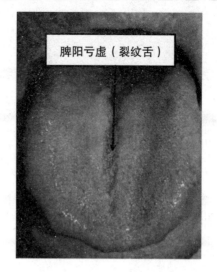

脾阳亏虚（裂纹舌）

图4-7

图　解	舌质淡红，舌中部及舌根部可见一纵行裂纹，此为裂纹舌。其形成原因多为脾阳亏虚，脾阳运化水湿受阻，舌体失去津液濡润所致。
临床意义	主脾阳亏虚。
治　法	温补脾阳。
食疗方	生姜6克、猪瘦肉30克、鲜淮山50克。（水煮服用）
基础方药	砂仁6克、白术10克、陈皮10克、甘草3克。（水煎服用）
方药解析	砂仁，味辛，性温，归脾胃肾经，具有温中止泻、化湿行气的功效；白术，味苦，性温，归脾胃经，具有补气健脾、燥湿利水的功效。陈皮，味辛，性温，归脾肺经，具有理气、健脾、化湿的功效。甘草以调和药性。诸药并用可温补脾阳、健脾化湿。

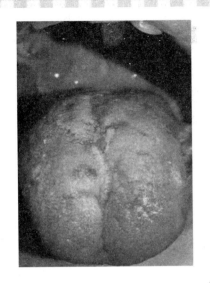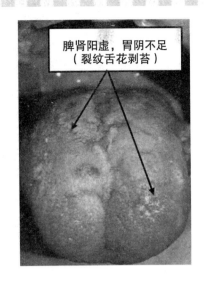

脾肾阳虚，胃阴不足
（裂纹舌花剥苔）

图4-8

图　　解　舌质淡红，舌中部可见一纵行的裂纹，舌的右边光滑无苔，余处斑驳残存界限明显的舌苔，舌的左边、舌根部及舌中部可见白腻苔质，此多为裂纹舌花剥苔。其形成原因为素体久病，脾肾阳虚，内生寒湿滞于下焦，胃气匮乏，不得上熏于舌，或者胃阴损伤严重，不能上潮于舌而出现无苔。

临床意义　主脾肾阳虚，胃阴不足。

治　　法　温补脾肾，滋阴养胃。

食疗方　生姜10克、胡椒粉2克、鲫鱼50~100克。（水煮服用，胡椒粉后下）

基础方药　麦冬10克、砂仁6克、茯苓15克、甘草3克。（水煎服用）

方药解析　麦冬，味甘、微苦，性微寒，归肺、胃经，具有养阴润肺、益胃生津的功效。砂仁，味辛，性温，归脾胃肾经，具有温中止泻、化湿行气的功效。茯苓，味苦，性温，归脾胃经，具有理气健脾、宁心安神的功效。甘草以调和药性。

第五章　阴虚证

【概念】

阴虚证指体内津液精血等阴液亏少而无以制阳，滋润、濡养等作用减退所表现的虚热证候。临床主要表现为肺、胃、肾等脏腑阴虚。本章归纳有11个舌象。

【病因病机】

1.病因：导致阴虚证的病因主要有热病之后，或杂病日久，伤耗阴液；情志过极，火邪内生，久而伤及阴精；房事不节，耗伤阴精；过服温燥之品，使阴液暗耗。

2.病机：阴液亏少，则机体失却濡润滋养，同时由于阴不制阳，则阳热之气相对偏旺而生内热，故表现为一系列虚热、干燥不润、虚火内扰的证候。本证以潮热、颧红、盗汗、五心烦热、舌红少苔、脉细数为辨证要点。

【临床表现】

以形体消瘦、口渴咽干、潮热颧红、五心烦热、盗汗、小便短黄、大便干结、舌红少津少苔、脉细数等证候为特征。

【常用食疗】

建议食用白扁豆、银耳、蜂蜜等辅助治疗。

【常用方药】

本证常用方药以麦冬、沙参、山药、白芍等为主。

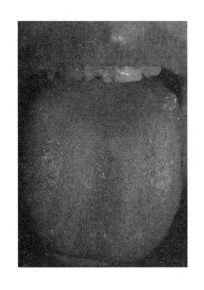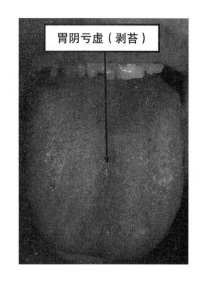

胃阴亏虚（剥苔）

图5-1

图　解　舌体中部的舌苔出现不同程度的脱落，脱落处光滑无苔，其余处斑驳残存界限有明显的舌苔，此为剥苔。其形成原因为胃气匮乏，不得上熏于舌，或者胃阴损伤，不能上潮于舌。剥苔的范围大小多与气阴或气血不足程度有关。

临床意义　主胃阴亏虚。

治　法　养阴益胃。

食疗方　鲜淮山30克、胎盘粉2~5克、生姜10克。（将鲜淮山、生姜水煮20分钟后取汁50~80毫升，再加胎盘粉炖后服用）

基础方药　麦冬10克、山药30克、茯苓15克。（水煎服用）

方药解析　麦冬，味甘、微苦，性微寒，归肺、胃经，具有养阴润肺、益胃生津的功效。山药，味甘，性平，归脾肺肾经，具有益气养阴、补脾肺肾的功效。茯苓，味苦，性温，归脾胃经，具有理气健脾的功效。

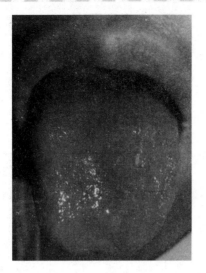
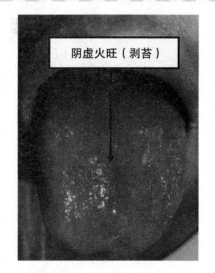

阴虚火旺（剥苔）

图5-2

| 图　　解 | 舌质红绛，舌面少苔或无苔，此为剥苔或无苔。其形成原因是胃阴亏虚，滋生虚火，上炎于舌络致阴液耗损，导致舌苔无法形成。 |

| 临床意义 | 主阴虚火旺。 |

| 治　　法 | 滋阴降火。 |

| 食　疗　方 | 糯米50克、银耳10克、南瓜50克。（水煮服用） |

| 基础方药 | 石斛10克，麦冬10克、白芍15克。（水煎服用） |

| 方药解析 | 石斛，味甘，性微寒，归胃肾经，具有益胃生津、滋阴清热的功效。麦冬，味甘、微苦，性微寒，归肺、胃经，具有养阴润肺、益胃生津的功效。白芍，味苦，性微寒，具有养血、敛阴的功效，既可巩固胃阴，又可养血生津。三药合用可滋养胃阴、养血、降虚火。 |

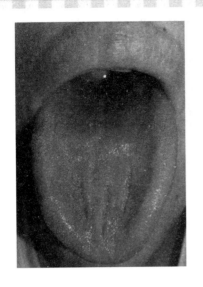
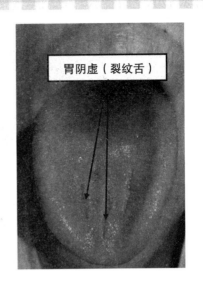

胃阴虚（裂纹舌）

图5-3

图　　解　舌质偏红，舌体中部有多条纵行裂纹，舌面苔质偏少，此为裂纹舌。其形成原因是素体阴虚，阴液耗损，使舌体失于濡润，无以生苔。

临床意义　主胃阴虚。

治　　法　益胃养阴。

食 疗 方　胡萝卜30克、核桃仁15克、猪肚50克。（水煮服用）

基础方药　麦冬15克、山药10克、北沙参8克、甘草3克。（水煎服用）

方药解析　麦冬，味甘、微苦，性微寒，归肺、胃经，具有养阴润肺、益胃生津的功效。山药，味甘，性平，归脾肺肾经，具有益气养阴、补脾肺肾的功效。两药合用，达到补脾益胃养阴之功。辅以党参（味甘，性平，具有补中益气、生津养血的功效），具有养阴益胃的功效，同时补脾生津。

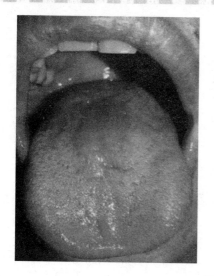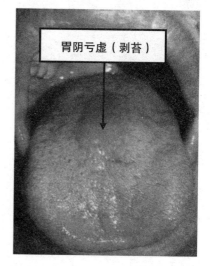

胃阴亏虚（剥苔）

图5-4

| 图　　解 | 舌体中部及根部的舌苔出现脱落，脱落处光滑无苔，其余处斑驳残存界限有明显的舌苔，此为剥苔。其形成原因为胃气匮乏，不得上熏于舌，或者胃阴损伤，不能上潮于舌。 |

临床意义 主胃阴亏虚。

治　　法 益胃养阴。

食 疗 方 生姜6克、白莲肉20克、胎盘粉2~5克。（将前两味煮水，取汁50毫升左右，再加胎盘粉炖后服用）

基础方药 麦冬10克、淮山药30克、陈皮10克、甘草6克。（水煎服用）

方药解析 麦冬，味甘、微苦，性微寒，归肺、胃经，具有养阴润肺、益胃生津的功效。淮山药，味甘，性平，归脾肺肾经，具有益气养阴、补脾肺肾的功效。陈皮，味辛苦，性温，归脾经，具有理气健脾的功效。甘草以调和药性。四药合用可补脾、益胃、养阴。

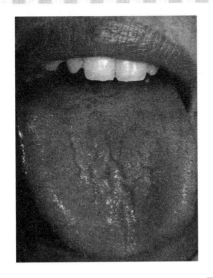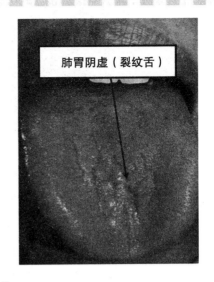

肺胃阴虚（裂纹舌）

图5-5

图　　解　舌质偏红，舌体中部有纵行裂纹，舌尖部舌体较瘦，此为裂纹舌。其形成原因是素体肺胃阴虚，阴液耗损，使舌体失于濡润，舌面萎缩。

临床意义　主肺胃阴虚。

治　　法　补肺养胃。

食 疗 方　胡萝卜50克、白莲肉15克、鲤鱼50克 。（水煮服用）

基础方药　麦冬10克、山药10克、北沙参10克、甘草3克。（水煎服用）

方药解析　麦冬，味甘、微苦，性微寒，归肺、胃经，具有养阴润肺、益胃生津的功效。山药，味甘，性平，归脾肺肾经，具有益气养阴、补脾肺肾的功效。北沙参，味甘，性凉，归肺脾经，具有养阴清肺、祛痰止咳的功效。甘草以调和药性。四药共用既可以补益胃阴，又可滋补肺阴。

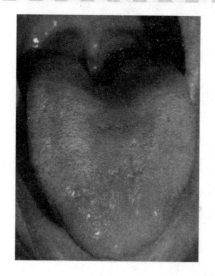
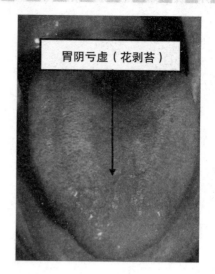

胃阴亏虚（花剥苔）

图5-6

图　　解　舌质淡红，舌体中部及舌尖部的舌苔出现不同程度的脱落，脱落处光滑无苔，其余处斑驳残存界限有明显的薄白舌苔，此为花剥苔。其形成原因为胃气匮乏，不得上熏于舌，或者胃阴损伤，不能上潮于舌。剥苔的范围大小多与气阴或气血不足程度有关。

临床意义　主胃阴亏虚。

治　　法　养阴益胃。

食 疗 方　南瓜50克、乌鱼50克、白莲肉15克。（水煮服用）

基础方药　麦冬15克、山药15克、茯苓10克、甘草6克。（水煎服用）

方药解析　麦冬，味甘、微苦，性微寒，归肺、胃经，具有养阴润肺、益胃生津的功效。山药，味甘，性平，归脾肺肾经，具有益气养阴、补脾肺肾的功效。茯苓，味苦，性温，归脾胃经，具有理气健脾的功效。甘草以调和药性。四药合用可补脾、益胃、养阴。

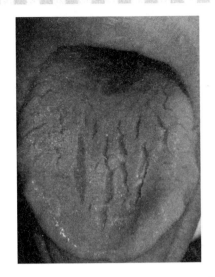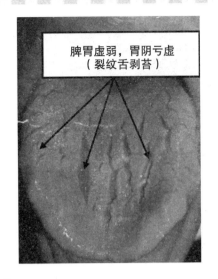

脾胃虚弱，胃阴亏虚
（裂纹舌剥苔）

图5-7

图解 舌质淡红，舌中部及舌两边多处可见纵横交错的裂纹，且舌中及舌根有不规则薄苔，此多为裂纹舌剥苔（地图舌）。其形成原因是素体胃阴亏虚，脾胃虚弱，使得舌体无法得以血液充盈；血不荣舌，无力推动血液运行，致气血运行不畅，脏腑经络失养。

临床意义 主脾胃虚弱，胃阴亏虚。

治法 养血健脾，养阴益胃。

食疗方 干荔枝20克、白莲肉20克、胎盘粉2~5克。（将前两味煮水，取汁50毫升左右，再加胎盘粉炖后服用）

基础方药 麦冬15克、党参10克、白芍8克、茯苓6克。（水煎服用）

方药解析 麦冬，具有养阴润肺、益胃生津的功效。党参，具有补中益气、生津养血的功效。白芍，具有养血调经、养阴止汗、柔肝止痛的功效。茯苓，具有理气健脾的功效。

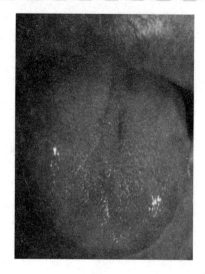
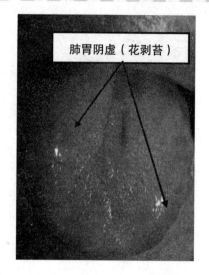

肺胃阴虚（花剥苔）

图5-8

<table>
<tr><td>图   解</td><td>舌质红，舌的右边及舌尖部光滑无苔，舌的左边、舌根部
及舌中部可见薄黄腻苔质，此多为花剥苔。其形成原因为
素体久病，内生寒湿滞于中下焦，又胃气匮乏或胃阴亏
损，不得上熏于舌。</td></tr>
<tr><td>临床意义</td><td>主肺胃阴虚。</td></tr>
<tr><td>治   法</td><td>滋阴养胃。</td></tr>
<tr><td>食 疗 方</td><td>生姜6克、白莲肉30克、鸡肉50克。（水煮服用）</td></tr>
<tr><td>基础方药</td><td>麦冬10克、北沙参8克、石斛8克、甘草3克。（水煎服用）</td></tr>
<tr><td>方药解析</td><td>麦冬，味甘、微苦，性微寒，归肺、胃经，具有养阴润
肺、益胃生津的功效。北沙参，味甘，性凉，归肺脾经，
具有养阴清热、祛痰止咳的功效。石斛，味甘，性微寒，
归胃肾经，具有益胃生津、滋阴清热的功效。四药合用可
益胃、养阴。</td></tr>
</table>

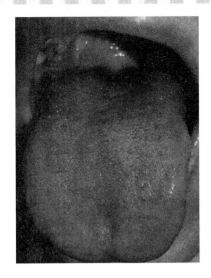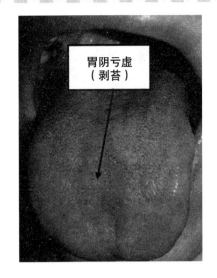

胃阴亏虚
（剥苔）

图5-9

图　　解　舌质淡红，舌体中部舌苔出现脱落，脱落处光滑无苔，其余处斑驳残存界限有明显的薄白舌苔，此为剥苔。其形成原因为胃气匮乏，不得上熏于舌，或者胃阴损伤，不能上潮于舌。

临床意义　主胃阴亏虚。

治　　法　补阴和胃。

食　疗　方　白莲肉15克、鲜香菜10克、乌鱼50克。（水煮服用）

基础方药　麦冬15克、淮山药10克、陈皮10克、甘草6克。（水煎服用）

方药解析　麦冬，味甘、微苦，性微寒，归肺、胃经，具有养阴润肺、益胃生津的功效。淮山药，味甘，性平，归脾肺肾经，具有益气养阴、补脾肺肾的功效。陈皮，味辛，性温，归脾经，具有理气健脾、燥湿化痰的功效。甘草以调和药性。四药合用可补脾、益胃、养阴。

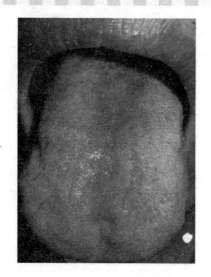
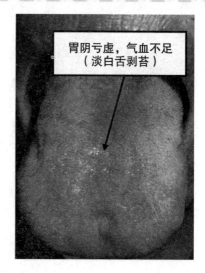

胃阴亏虚，气血不足
（淡白舌剥苔）

图5-10

图　　解　舌质淡白，舌中部出现局部脱落的苔质，边界清晰，其余两边可见薄白的苔质，此为淡白舌剥苔。其形成原因是脾胃虚弱，气血生化功能失常，导致体内气血不足，阴阳失衡，胃阴匮乏，津液输布障碍而表现于舌。

临床意义　主胃阴亏虚，气血不足。

治　　法　养胃阴，补气血。

食疗方　葱白30克、鲜淮山50~100克、胎盘粉2~5克。（将前两味煮水，取汁50毫升左右，再加胎盘粉炖后服用）

基础方药　麦冬10克、党参15克、当归8克、黄芪6克。（水煎服用）

方药解析　麦冬，味甘、微苦，性微寒，归肺、胃经，具有养阴润肺、益胃生津的功效。党参，味甘，性平，归脾、肺经，具有补中益气、生津养血的功效。当归，味甘，性温，归脾、心、肝经，具有补血活血、调经止痛的功效。黄芪，味甘，性微温，归脾肺经，具有健脾补中、升阳举陷的功效。四药同用既可养胃阴、补脾气，又可调和气血阴阳。

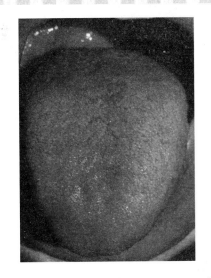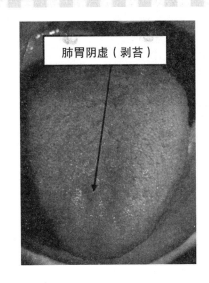

肺胃阴虚（剥苔）

图5-11

图　解　舌质偏红，舌尖部及舌中部光滑无苔，舌的左边、舌根部及舌中部可见薄黄腻苔质，此多为剥苔。其形成原因为素体久病，内生寒湿滞于中下焦，又胃气匮乏或胃阴亏损，不得上熏于舌。

临床意义　主肺胃阴虚。

治　法　滋肺阴，养胃阴。

食疗方　白莲肉15克、鲜淮山30克、葱白30克、胎盘粉2~5克。（将前三味煮水，取汁50毫升左右，再加胎盘粉炖后服用）

基础方药　麦冬10克、北沙参12克、石斛8克、甘草3克。（水煎服用）

方药解析　麦冬，味甘、微苦，性微寒，归肺、胃经，具有养阴润肺、益胃生津的功效。北沙参，味甘，性凉，归肺脾经，具有养阴清热、祛痰止咳的功效。石斛，味甘，性微寒，归胃肾经，具有益胃生津、滋阴清热的功效。甘草以调和药性。四药合用可滋肺阴、养胃阴。

第六章 气（血）虚证

【概念】

气（血）虚证指体内阳气亏损或者阴血不足，机体失去温煦、推动、气化或者滋润、营养等作用后所表现的虚象证候。既有气虚的表现，又有血虚的表现。本章主要归纳了17个相关舌象。

【病因病机】

1.病因：因素体饮食不足，水谷津微来源不足；脾胃虚弱，导致气血津液生化不足；劳作过度，气血耗伤；肾气亏虚，导致精少血虚等。

2.病机：由于多种病因导致气血津液生化不足，继而脾肾等相关脏腑失去濡养而出现气虚、血虚等一系列病性属虚的证候。本证以气短无力、面白、唇颊苍白、食少便溏、舌质淡、苔白、脉细无力为辨证要点。

【临床表现】

以面目苍白、气短无力、动则气短、食少便溏、舌质淡、苔白、脉细无力为常见证候。

【常用食疗】

建议食用生姜、大枣、红豆及肉类等辅助治疗。

【常用方药】

本证常用方药以党参、山药、当归、黄芪等为主。

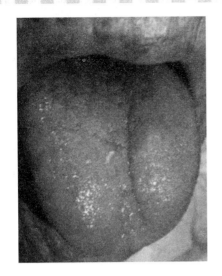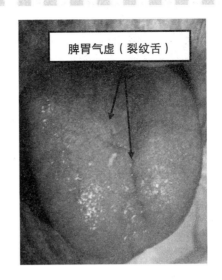

脾胃气虚（裂纹舌）

图6-1

图　　解 舌质淡红，舌面的中部有一纵行裂纹，舌苔薄白，此为裂纹舌。其形成原因主要是脾胃气虚，不得上熏于舌。

临床意义 主脾胃气虚。

治　　法 理气健脾养胃。

食 疗 方 鲜淮山30克、生姜6克、乌鱼50~100克。（水煮服用）

基础方药 麦冬20克、山药15克、陈皮10克、甘草6克。（水煎服用）

方药解析 麦冬，味甘、微苦，性微寒，归肺、胃经，具有养阴润肺、益胃生津的功效。山药，味甘，性平，归脾肺肾经，具有益气养阴、补脾肺肾的功效。陈皮，味辛，性温，归脾肺经，具有理气、健脾、化湿的功效。四药合用可补脾、益胃、养阴。

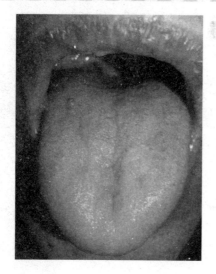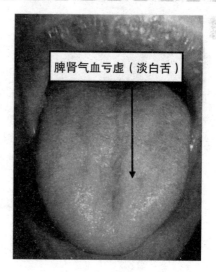

脾肾气血亏虚（淡白舌）

图6-2

图　解　舌质淡白，舌面散在薄白苔，此多为淡白舌。其形成原因多为脾胃运化无力，脾肾阳虚致气血运化不足，素体温煦不足。

临床意义　主脾肾气血亏虚。

治　法　补气养血。

食疗方　生姜6克、大枣10克、胎盘粉2~5克。（将前两味煮水，取汁50毫升左右，再加胎盘粉炖后服用）

基础方药　党参15克、阿胶10克、黄芪10克、甘草3克。（水煎服用）

方药解析　党参，味甘，性平，归脾、肺经，具有补中益气、生津养血的功效。阿胶，味甘，性平，归肺、肝肾经，具有补血、滋阴、润肺的功效。黄芪，味甘，性微温，归脾肺经，具有健脾补中、升阳举陷的功效。甘草以调和活性。四药合用可健脾补气养血。所谓脾胃为气血生化之源，脾胃功能健全，气血随之而生。

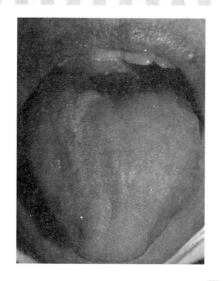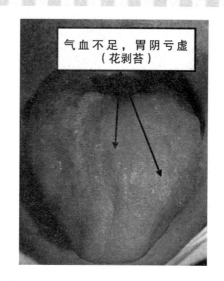

气血不足，胃阴亏虚
（花剥苔）

图6-3

图解 舌尖、舌中部、舌根部出现不同程度的脱落苔质，脱落处光滑无苔，余处斑驳残存界限明显的舌苔，此多为花剥苔。剥苔的范围大小多与气阴或气血不足程度有关。剥苔部位多与舌面脏腑分属相应。其形成原因为胃气匮乏，不得上熏于舌，或者胃阴损伤，不能上潮于舌。

临床意义 主气血不足，胃阴亏虚。

治法 益胃养阴，养血补气。

食疗方 鲫鱼50~100克、生姜6克、鲜淮山50克。（水煮服用）

基础方药 党参15克、麦冬10克、白术10克、阿胶10克。（将前三味药材煮水后，取汁50~100毫升，另加阿胶炖后服用）

方药解析 党参，味甘，性平，归脾肺经，具有补中益气、生津养血的功效。麦冬，味甘、微苦，性微寒，归肺胃经，具有养阴润肺、益胃生津的功效。白术，味苦，性温，归脾胃经，具有补气健脾、燥湿利水的功效。阿胶，味甘，性平，归肺肝肾经，具有补血、滋阴、润肺的功效。四药合用可益胃养阴，养血补气。

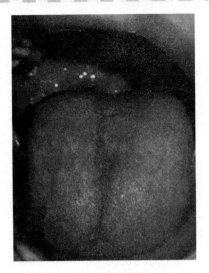
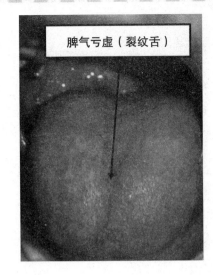

脾气亏虚（裂纹舌）

图6-4

| 图　　解 | 舌质淡红，舌中部可见一纵行裂纹，此为裂纹舌。其形成原因是脾气亏虚，体内津液运化障碍，导致体内湿邪形成。 |

图　　解　舌质淡红，舌中部可见一纵行裂纹，此为裂纹舌。其形成原因是脾气亏虚，体内津液运化障碍，导致体内湿邪形成。

临床意义　主脾气亏虚。

治　　法　补气健脾。

食疗方　红豆30克、白莲肉10克、鲫鱼50~100克。（水煮服用）

基础方药　党参15克、陈皮10克、茯苓10克、甘草3克。（水煎服用）

方药解析　党参，味甘，性平，归脾、肺经，具有补中益气、生津养血的功效。陈皮，味辛，性温，归脾肺经，具有理气健脾、燥湿化痰的功效。茯苓，味甘，性平，归心肺脾肾经，具有理气健脾、利水消肿的功效。甘草以调和药性。四药合用可理气健脾、化湿。以扶正为主，祛邪为辅。

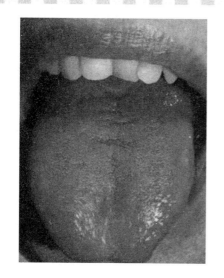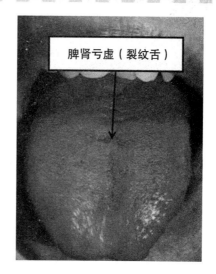

脾肾亏虚（裂纹舌）

图6-5

图　　解　舌质淡红，舌中部及舌根部不规则的裂纹，舌苔薄白，此
多为裂纹舌。其形成原因是素体脾肾不足，脾的运化功能
及肾的气化功能失常，使得舌体无法得以濡养。

临床意义　主脾肾亏虚。

治　　法　补益脾肾。

食　疗　方　白莲肉15克、生姜10克、鲜淮山30克、乌鱼50克。（水煮
服用）

基础方药　党参15克、熟地黄8克、山药15克、甘草4克。（水煎服用）

方药解析　党参，味甘，性平，归脾、肺经，具有补中益气、生津养
血的功效。熟地黄，味甘，性微温，归肝肾经，具有滋阴
补血、益精填髓的功效。山药，味甘，性平，归脾肺肾
经，具有益气养阴、补脾肺肾的功效。甘草以调和药性。
四味药物合用，既能增进脾气的运化功能，又能加强肾的
气化功能，以补脾益肾。

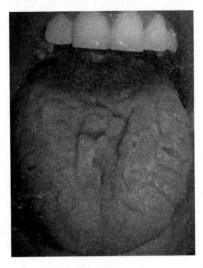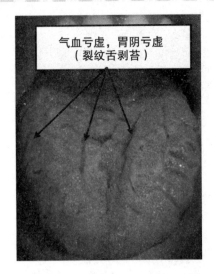

气血亏虚，胃阴亏虚
（裂纹舌剥苔）

图6-6

图 解 舌质偏淡紫，舌中部及舌根多处有纵横交错的裂纹，且舌中及舌根有不规则的舌苔剥落，剥落处光滑无苔，此多为裂纹舌剥苔（地图舌）。其形成原因是素体胃阴亏虚，使得舌体无法得以血液充盈；气血亏虚，血不荣舌，无力推动血液运行，致气血运行不畅，脏腑经络失养。

临床意义 主气血亏虚，胃阴亏虚。

治 法 补益气血，养阴益胃。

食疗方 干荔枝20克、白莲肉10克、胎盘粉2~5克。（将前两味煮水，取汁50毫升左右，再加胎盘粉炖后服用）

基础方药 麦冬15克、当归10克、白芍8克、黄芪15克。（水煎服用）

方药解析 麦冬，味甘、微苦，性微寒，归肺、胃经，具有养阴润肺、益胃生津的功效。当归，味甘，性温，归脾、心经，具有补血活血、通经止痛的功效。白芍，味苦，性微寒，归肝、脾经，具有养血调经、养阴止汗、柔肝止痛的功效。黄芪，味甘，性微温，归脾肺经，具有健脾补中、升阳举陷的功效。四药合用可养血补气、养阴护胃。

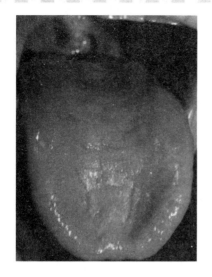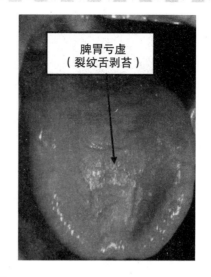

脾胃亏虚
（裂纹舌剥苔）

图6-7

图　解　舌面的中部出现不同程度的舌苔脱落，脱落处光滑无苔，舌中部可见不规则横行的裂纹，此为裂纹舌剥苔。其形成原因是脾胃气虚，不得上熏于舌，或者胃阴损伤，不能上潮于舌。

临床意义　主脾胃亏虚。

治　　法　补脾气，养胃阴。

食　疗　方　鲜淮山50克、猪瘦肉50克、白莲肉15克。（水煮服用）

基础方药　麦冬20克、山药15克、陈皮10克、甘草6克。（水煎服用）

方药解析　麦冬，味甘、微苦，性微寒，归肺、胃经，具有养阴润肺、益胃生津的功效。山药，味甘，性平，归脾肺肾经，具有益气养阴、补脾肺肾的功效。陈皮，味辛，性温，归脾肺经，具有理气、健脾、化湿的功效。甘草以调和药性。四药合用可补脾、益胃、养阴。

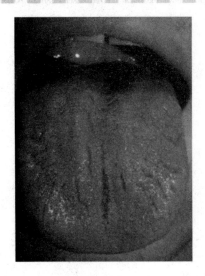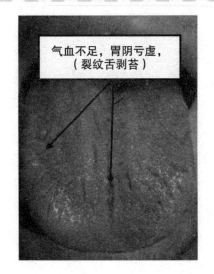

气血不足，胃阴亏虚，
（裂纹舌剥苔）

图6-8

图　解　舌质偏淡紫，舌面上有多条纵横交错的裂纹，且舌中及舌根有不规则的舌苔剥落，剥落处光滑无苔，此多为裂纹舌剥苔。其形成原因是素体胃阴亏虚，使得舌体无法得以血液充盈；气血亏虚，血不荣舌，无力推动血液运行，致气血运行不畅，脏腑经络失养。

临床意义　主气血不足，胃阴亏虚。

治　法　补益气血，养阴益胃。

食疗方　大枣20克、白莲肉10克、鸡肉50~100克。（水煮服用）

基础方药　麦冬15克、当归10克、白芍8克、黄芪15克。（水煎服用）

方药解析　麦冬，味甘、微苦，性微寒，归肺、胃经，具有养阴润肺、益胃生津的功效。当归，味甘，性温，归脾、心经，具有补血活血、通经止痛的功效。白芍，味苦，性微寒，归肝、脾经，具有养血调经、养阴止汗、柔肝止痛的功效。黄芪，味甘，性微温，归脾肺经，具有健脾补中、升阳举陷的功效。四药合用可养血补气、养阴护胃，不仅能气血双补，而且不忘敛阴。

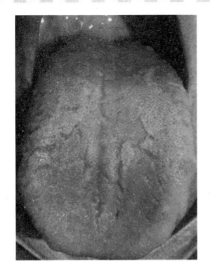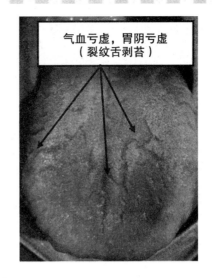

气血亏虚，胃阴亏虚
（裂纹舌剥苔）

图6-9

图　　解　舌质偏淡红，全舌有多条纵横交错的裂纹，以舌中及舌边
缘尤甚，舌中部可见局部剥落的苔质，此多为裂纹舌剥苔
（地图舌）。其形成原因是素体气血不足及胃阴亏虚，使
得舌体无法得以血液充盈；血不荣舌，无力推动血液运
行，致气血运行不畅，脏腑经络失养。

临床意义　主气血亏虚，胃阴亏虚。

治　　法　补益气血，养阴益胃。

食　疗　方　干荔枝15克、白莲肉20克、胎盘粉2~5克。（将前两味煮
水，取汁50毫升左右，再加胎盘粉服用）

基础方药　麦冬15克、当归6克、党参10克、黄芪10克。（水煎服用）

方药解析　麦冬，味甘、微苦，性微寒，归肺胃经，具有养阴润肺、
益胃生津的功效。当归，味甘，性温，归脾心经，具有补
血活血、通经止痛的功效。党参，味甘，性平，归脾、肺
经，具有补中益气，生津养血的功效。黄芪，味甘，性微
温，归脾肺经，具有健脾补中、升阳举陷的功效。

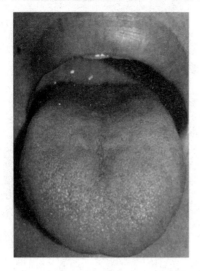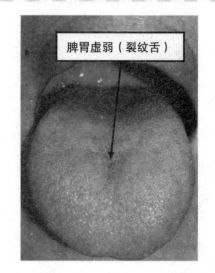

脾胃虚弱（裂纹舌）

图6-10

图　　解	舌质淡红，舌体中部有一条纵行裂纹，舌面上可见颗粒细腻的白色苔质，此为裂纹舌。其形成原因是脾胃运化无力，致气血运化不足，使得舌体失去荣养。
临床意义	主脾胃虚弱。
治　　法	健脾和胃。
食 疗 方	胡椒粉2克、生姜10克、乌鱼50~100克。（水煮服用，胡椒粉后下）
基础方药	茯苓15克、山药15克、白术10克、甘草3克。（水煎服用）
方药解析	茯苓，味苦，性温，归脾胃经，具有理气健脾、燥湿化痰的功效。山药，味甘，性平，归脾肺肾经，具有益气养阴、补脾肺肾的功效。白术，味苦，性温，归脾胃经，具有补气健脾、燥湿和胃的功效。甘草以调和药性。四药同用可补脾气、养胃阴。

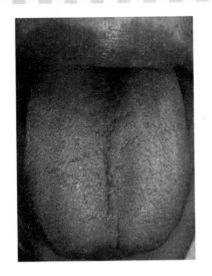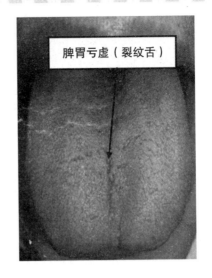

脾胃亏虚（裂纹舌）

图6-11

图　解　舌质淡红，舌中部有一纵行裂纹，以舌中部尤甚，舌面可见颗粒细腻的薄黄色苔质，此为裂纹舌。其形成原因多为脾胃亏虚，脾胃运化功能失常，体内水湿运化障碍，舌体失去津液濡润。

临床意义　主脾胃亏虚。

治　　法　补脾和胃。

食　疗　方　核桃仁30克、葱白30克、乌鱼50克。（水煮服用）

基础方药　砂仁6克、白术10克、陈皮10克、甘草3克。（水煎服用）

方药解析　砂仁，味辛，性温，归脾胃肾经，具有温中止泻、化湿行气的功效；白术，味苦，性温，归脾胃经，具有补气健脾、燥湿利水的功效。陈皮，味辛，性温，归脾肺经，具有理气、健脾、化湿的功效。甘草以调和药性。诸药并用可补脾和胃、健脾化湿。

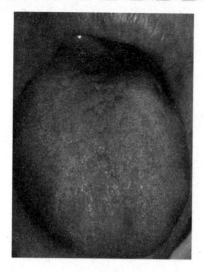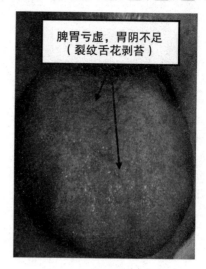

脾胃亏虚，胃阴不足
（裂纹舌花剥苔）

图6-12

图　解　舌质偏红，舌中部及舌根多处有纵横交错的裂纹，且舌中及舌根有不规则的舌苔剥落，剥落处光滑无苔，此多为裂纹舌剥苔。其形成原因是素体胃阴亏虚，脾胃亏虚，无力推动血液运行，致气血运行不畅，脏腑经络失养。

临床意义　主脾胃亏虚，胃阴不足。

治　法　补益脾胃，益气养阴。

食疗方　生姜10克、干荔枝20克、白莲肉10克、乌鱼50克。（水煮服用）

基础方药　麦冬15克、当归6克、山药12克、黄芪10克。（水煎服用）

方药解析　麦冬，味甘、微苦，性微寒，归肺、胃经，具有养阴润肺、益胃生津的功效。当归，味甘，性温，归脾、心经，具有补血活血、通经止痛的功效。山药，味甘，性平，归脾肺肾经，具有益气养阴、补脾肺肾的功效。黄芪，味甘，性微温，归脾肺经，具有健脾补中、升阳举陷的功效。四药合用可补益脾胃、益气养阴。

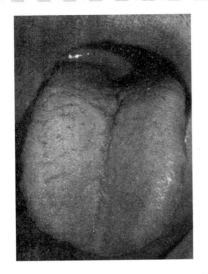
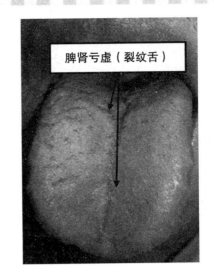

脾肾亏虚（裂纹舌）

图6-13

图　解　舌质淡红，舌面上有多条纵横交错的裂纹，以舌中部及舌根部尤甚，此为裂纹舌。其形成原因多为脾肾亏虚，脾的运化及肾的气化功能受阻，舌体失去津液濡润。

临床意义　主脾肾亏虚。

治　法　温补脾肾。

食疗方　生姜10克、鲜淮山30克、胎盘粉2~5克。（将前两味煮水，取汁50毫升左右，再加胎盘粉炖后服用）

基础方药　熟地黄10克、砂仁6克、白术8克、山药15克。（水煎服用）

方药解析　熟地黄，味甘，性微温，归肝肾经，具有滋阴补血、益精填髓的功效。砂仁，味辛，性温，归脾胃肾经，具有温中止泻、化湿行气的功效。白术，味苦，性温，归脾胃经，具有补气健脾、燥湿利水的功效。山药，味甘，性平，归脾肺肾经，具有益气养阴、补脾肺肾的功效。诸药并用可补益脾肾、调和阴阳。

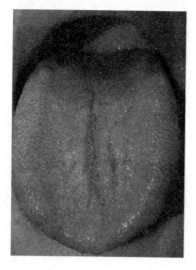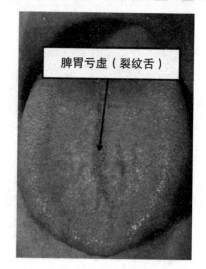

脾胃亏虚（裂纹舌）

图6-14

图　　解 舌质淡红，舌中部及舌根部有一纵行裂纹，此为裂纹舌。其形成原因多为脾胃亏虚，运化水湿功能障碍，舌体失去津液濡润。

临床意义 主脾胃亏虚。

治　　法 补益脾胃。

食 疗 方 白莲肉10克、鲜淮山30克、胎盘粉2~5克。（将前两味煮水，取汁50毫升左右，再加胎盘粉炖后服用）

基础方药 党参10克、白术8克、陈皮8克、甘草3克。（水煎服用）

方药解析 党参，味甘，性平，归脾、肺经，具有补中益气、生津养血的功效。白术，味苦，性温，归脾胃经，具有补气健脾、燥湿利水的功效。陈皮，味辛，性温，归脾肺经，具有理气健脾、燥湿化痰的功效。甘草以调和药性。诸药并用可健脾养胃。

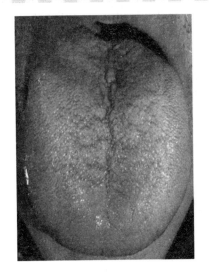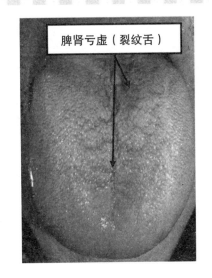

脾肾亏虚（裂纹舌）

图6-15

图　　解　舌质淡红，舌面上有多条纵横交错的裂纹，以舌中部及舌根部尤甚，舌面出现薄白苔质，此为裂纹舌。其形成原因多为素体脾肾虚弱，脾的运化及肾的气化功能受阻，气血运化及生成不足，舌体失去津液濡润。

临床意义　主脾肾亏虚。

治　　法　补益脾肾。

食　疗　方　生姜6克、芡实20克、胎盘粉2~5克。（将前两味煮水，取汁50毫升左右，再加胎盘粉炖后服用）

基础方药　熟地黄15克、山药10克、砂仁6克、白术8克。（水煎服用）

方药解析　熟地黄，味甘，性微温，归肝肾经，具有滋阴补血、益精填髓的功效。山药，味甘，性平，归脾肺肾经，具有益气养阴、补脾肺肾的功效。砂仁，味辛，性温，归脾胃肾经，具有温中止泻、化湿行气的功效。白术，味苦，性温，归脾胃经，具有补气健脾、燥湿利水的功效。

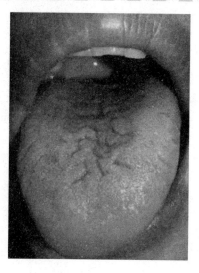
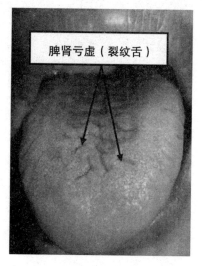

脾肾亏虚（裂纹舌）

图6-16

图　解　舌质偏红，舌中部、舌根部及舌两边多处有纵横交错的裂纹，此多为裂纹舌。其形成原因是素体脾肾亏虚，脾的运化及肾的气化能力不足，使得体内水湿运化受阻，脏腑经络失养。

临床意义　主脾肾亏虚。

治　法　温补脾肾。

食疗方　生姜10克、鲜淮山50克、鲤鱼50~100克。（水煮服用）

基础方药　熟地黄15克、白术10克、山药20克、甘草4克。（水煎服用）

方药解析　熟地黄，味甘，性微温，归肝肾经，具有滋阴补血、益精填髓的功效。白术，味苦，性温，归脾胃经，具有补气健脾、燥湿利水的功效。山药，味甘，性平，归脾肺肾经，具有益气养阴、补脾肺肾的功效。甘草以调和药性。诸药并用可补益脾肾、调和阴阳。

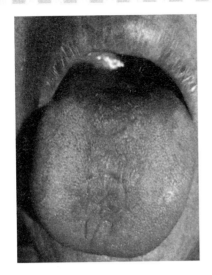
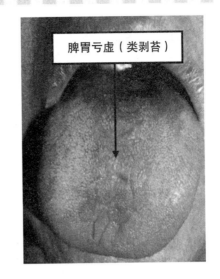

脾胃亏虚（类剥苔）

图6-17

图　解　舌面的中部出现不同程度的舌苔脱落，脱落处光滑无苔，其余处斑驳残存界限明显的舌苔，此为类剥苔。其形成原因主要是脾胃气虚，不得上熏于舌，或者胃阴损伤，不能上潮于舌。

临床意义　主脾胃亏虚。

治　法　补脾气，养胃阴。

食疗方　鲜淮山30克、小米30克、白莲肉15克、胎盘粉2~5克。（将前三味煮水，取汁50毫升左右，再加胎盘粉炖后服用）

基础方药　麦冬20克、山药15克、陈皮10克、甘草6克。（水煎服用）

方药解析　麦冬，味甘、微苦，性微寒，归肺、胃经，具有养阴润肺、益胃生津的功效。山药，味甘，性平，归脾肺肾经，具有益气养阴、补脾肺肾的功效。陈皮，味辛，性温，归脾肺经，具有理气、健脾、化湿的功效。甘草以调和药性。四药合用可补脾、益胃、养阴。

第七章　虚实夹杂证

【概念】

虚实夹杂证指邪正抗争，邪实与正衰同时并存的证候。既可表现为以虚为主的虚中夹实的证，也可表现为以实为主的实中夹虚的证。本章主要介绍以脾、胃、肾等脏腑气血的虚象兼有寒、湿、热、血瘀等实象的33个舌象。

【病因病机】

1.病因：在先天禀赋不足或者后天失调导致正气不足的基础上，又感受外邪如风、寒、湿、火等；或者体内脏腑功能失调，气化失职，气机阻滞形成痰饮、水湿、瘀血等病理产物。

2.病机：由于饮食失调，气血生化之源不足；或过劳、思虑太过等耗伤气血导致正气不足，继而由于脏腑功能失调或者亦感受外邪，使得邪实与正虚同时并见。

【临床表现】

以发热、面赤、口渴、烦躁、腹满痛而拒按、便秘、尿短赤、舌质红、苔黄干糙、脉实有力等为实证；以精神萎靡、食欲不振、面色苍白、身倦无力、形体消瘦、心悸气短、自汗盗汗、大便溏泄、小便频数、舌质淡胖或光绛无苔、脉虚细无力等症同时出现为虚证。

【常用食疗】

建议食用生姜、葱白、大枣、白莲肉及肉类等辅助治疗。

【常用方药】

本证常用方药以干姜、藿香、白术、麦冬及草果等为主。

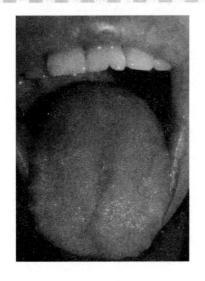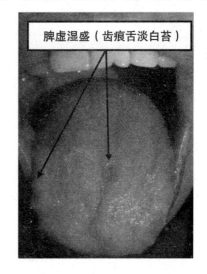

脾虚湿盛（齿痕舌淡白苔）

图7-1

| 图　解 | 整个舌体呈现淡白色，舌质淡，舌体的边缘见齿痕，舌体中部失于血色濡润，此为齿痕舌淡白苔。其形成原因多为脾虚不能运化水湿，水湿受阻而出现舌体胖大，受齿列挤压而形成痕。 |

临床意义　主脾虚湿盛。

治　法　健脾祛湿，补中益气。

食疗方　生姜10克、胡椒粉2克、白莲肉15克、鲤鱼50克。（水煮服用，胡椒粉后下）

基础方药　党参15克、白术10克、干姜5克、甘草3克。（水煎服用）

方药解析　党参，味甘，性平，归脾、肺经，具有补中益气、生津养血的功效。白术，味苦，性温，归脾胃经，具有补气健脾、燥湿利水的功效。干姜，味辛，性热，具有温中散寒补虚的功效。甘草以调和药性。四药同用可祛水湿之邪，补脾胃之虚。

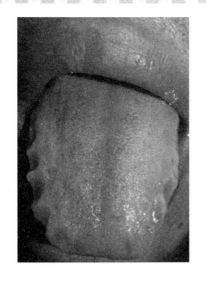
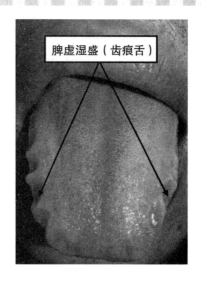

脾虚湿盛（齿痕舌）

图7-2

图　解　舌体的边缘见齿痕，此为齿痕舌。其形成原因多为脾虚不能运化水湿，湿阻于舌而使舌体胖大，受齿列挤压而形成痕。齿痕舌常与胖嫩舌同见，一方面由于舌体水肿，属脾虚而湿盛；另一方面由于舌体肌肉松弛，属脾气虚。

临床意义　主脾虚湿盛。

治　法　健脾祛湿，补中益气。

食 疗 方　生姜10克、陈皮10克、白莲肉20克、桂圆20克。（水煮服用）

基础方药　党参15克、藿香6克、白术5克、甘草3克。（水煎服用）

方药解析　党参，味甘，性平，归脾、肺经，具有补中益气、生津养血的功效。藿香，味辛，性微温，具有化湿、理气和中的功效。白术，味苦，性温，归脾胃经，具有补气健脾、燥湿利水的功效。甘草以调和药性。四药合用，可健脾祛湿，补中益气。

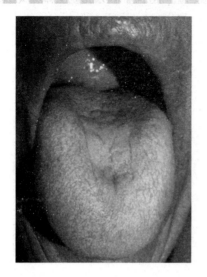
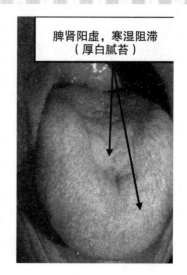

脾肾阳虚，寒湿阻滞
（厚白腻苔）

图7-3

图　　解　舌质淡红，舌面上布满白色颗粒，细腻致密，揩之不去，刮之不脱，以舌中部及舌根部尤甚，此多为厚白腻苔。其形成原因是脾肾阳虚，阳气失与温煦，气血运行不畅，导致体内津液输布障碍，水湿之邪停滞于体内，郁久而成痰湿。

临床意义　主脾肾阳虚，寒湿阻滞。

治　　法　温补脾肾，散寒除湿。

食 疗 方　薏米20克、生姜10克、鸽子肉50克。（水煮服用）

基础方药　干姜6克、藿香6克、山药15克、甘草3克。（水煎服用）

方药解析　干姜，味辛，性热，具有温中散寒补虚的功效。藿香，味辛，性微温，具有化湿、理气、和中的功效。山药，味甘，性平，归脾肺肾经，具有益气养阴、补脾肺肾的功效。甘草以调和药性。四味药物同用既能散寒除湿，又可温补脾肾，达到扶正与祛邪并重的效果。

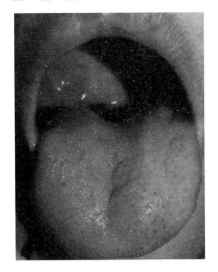
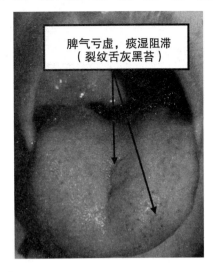

脾气亏虚，痰湿阻滞
（裂纹舌灰黑苔）

图7-4

图　解　舌质淡红，舌的两边布满灰色颗粒，细腻致密，揩之不去，舌中部及舌根部见不规则纵行裂纹，此为裂纹舌灰黑苔。灰黑苔多由白苔或黄苔转化而来，多在疾病持续一定时日、发展到相当程度后出现。其形成原因是脾气亏虚，气血运化失常，导致体内津液输布障碍，又外感寒湿之邪久停于体内，郁久而成痰湿。

临床意义　主脾气亏虚，痰湿阻滞。

治　法　健脾、祛痰、除湿。

食疗方　生姜6克、葱白30克、胎盘粉2~5克。（将前两味煮水，取汁50毫升左右，再加胎盘粉炖后服用）

基础方药　党参12克、草果6克、藿香6克、陈皮15克、甘草4克。（水煎服用）

方药解析　草果，具有燥湿除寒、健脾开胃、利水消肿的功效。党参，具有补中益气、生津养血的功效。藿香，具有化湿、理气和中的作用。陈皮，具有理气健脾、燥湿化痰的功效。

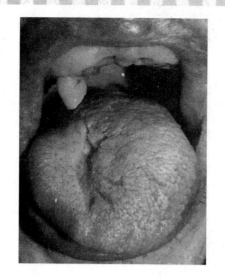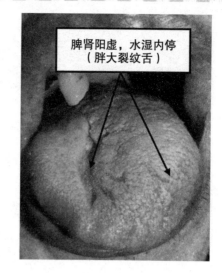

脾肾阳虚，水湿内停
（胖大裂纹舌）

图7-5

图　　解　右侧舌体比正常舌大而厚，伸舌满口，且舌体中部有一纵行裂纹，舌质老黄，此为胖大裂纹舌。其形成原因是素体脾肾阳虚，阳气失于温煦，导致体内津液输布障碍，水湿之邪停滞于体内。

临床意义　主脾肾阳虚，水湿内停。

治　　法　温补脾阳，运化水湿。

食 疗 方　生姜10克、鲜淮山50克、鲫鱼50~100克。（水煮服用）

基础方药　党参30克、干姜5克、草果6克、甘草6克。（水煎服用）

方药解析　党参，味甘，性平，归脾、肺经，具有补中益气、生津养血的功效。草果，味辛，性温，归胃经，具有燥湿除寒、健脾开胃、利水消肿的功效。干姜，味辛，性热，归脾胃心肺经，具有温中散寒补虚的功效。甘草以调和药性。四药同用可温补脾阳、运化水湿，可谓祛邪不忘扶正，扶正不忘祛邪。

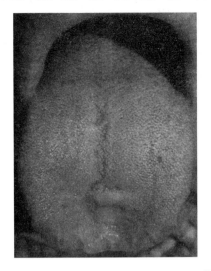
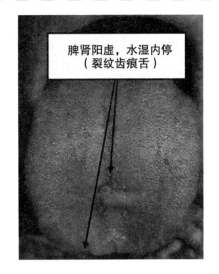

脾肾阳虚，水湿内停
（裂纹齿痕舌）

图7-6

图　解　舌质淡红，舌苔薄黄，舌中间有一纵行裂纹舌苔，舌尖部见不同类型齿痕，此为裂纹齿痕舌。其形成原因是脾肾阳虚，水液运化功能失常，导致体内津液输布障碍，水湿之邪停滞于体内而表现于舌。

临床意义　主脾肾阳虚，水湿内停。

治　法　温补脾阳，运化水湿。

食 疗 方　白莲肉15克、生姜10克、鸡蛋1个、鲜淮山50克。（将白莲肉、生姜、鲜淮山煮烂后，再将鸡蛋打入煮开后即可服用）

基础方药　干姜6克、砂仁6克、党参15克、草果6克。（水煎服用）

方药解析　干姜，味辛，性热，归脾胃心肺经，具有温中散寒补虚的功效。砂仁，味辛，性温，归脾胃肾经，具有温中止泻、化湿行气的功效。党参，味甘，性平，归脾、肺经，具有补中益气、生津养血的功效。草果，味辛，性温，归胃经，具有燥湿除寒、健脾开胃、利水消肿的功效。四药同用可温补脾阳、运化水湿，可谓祛邪不忘扶正，扶正不忘祛邪。

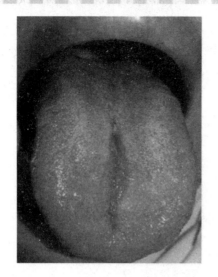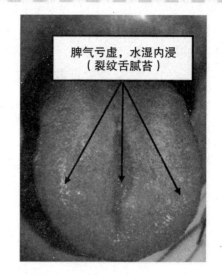

脾气亏虚，水湿内浸
（裂纹舌腻苔）

图7-7

图　　解　舌质偏淡白，舌中部有一纵行裂纹，舌中部及舌两边有颗粒细腻的苔质，此为裂纹舌腻苔。其形成原因是脾气亏虚，体内津液运化障碍，导致体内湿邪形成。

临床意义　主脾气亏虚，水湿内浸。

治　　法　补气健脾祛湿。

食疗方　生姜10克、白莲肉15克、鲜淮山50克、乌鱼50~100克。（水煮服用）

基础方药　党参15克、草果6克、白芍10克、甘草3克。（水煎服用）

方药解析　党参，味甘，性平，归脾、肺经，具有补中益气、生津养血的功效。草果，味辛，性温，归胃经，具有燥湿除寒、健脾开胃、利水消肿的功效。白芍，味苦，性微寒，归肝、脾经，具有养血调经、养阴止汗、柔肝止痛的功效。甘草以调和药性。四药合用可在健脾祛湿的同时不忘养阴。

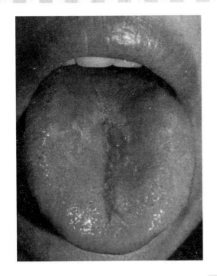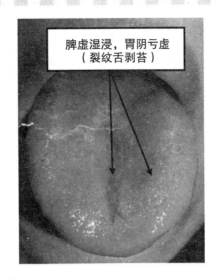

脾虚湿浸，胃阴亏虚
（裂纹舌剥苔）

图7-8

图解 舌质偏淡红，舌中部有一纵行裂纹，舌尖、舌中部、舌两边出现不同程度的脱落苔质，脱落处光滑无苔，余处斑驳残存界限明显的舌苔，此为裂纹舌剥苔。其形成原因是脾虚湿浸，胃阴亏虚，导致气血生化功能失常，血虚不润，精微不能濡养。

临床意义 主脾虚湿浸，胃阴亏虚。

治法 健脾祛湿，益胃养阴。

食疗方 胡椒粉2克、鲫鱼50克、葱白30克、鲜淮山50克。（水煮服用，胡椒粉后下）

基础方药 党参15克、藿香6克、麦冬10克、白术10克。（水煎服用）

方药解析 党参，味甘，性平，归脾、肺经，具有补中益气、生津养血的功效。藿香，味辛，性微温，具有化湿、理气和中的功效。麦冬，味甘、微苦，性微寒，归肺胃经，具有养阴润肺、益胃生津的功效。白术，味苦，性温，归脾胃经，具有补气健脾、燥湿利水的功效。

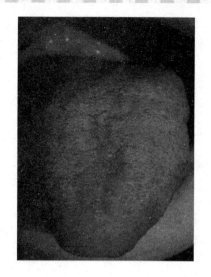
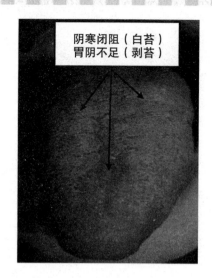

阴寒闭阻（白苔）
胃阴不足（剥苔）

图7-9

| 图解 | 舌质偏红，以舌尖部尤甚，舌面可见散在白色细腻的苔质，厚薄不一，分布不均，以舌根部尤甚，此为白苔；舌中部可见不同程度的脱落苔质，脱落处光滑无苔，此多为剥苔。其形成原因多为寒邪内犯下焦，阻碍肾的气化功能，胃阴失于濡润。 |

临床意义 主阴寒闭阻、胃阴不足。

治法 散寒通络，益胃养阴。

食疗方 白莲肉20克、生姜10克、小米10克、鲫鱼50~100克。（水煮服用）

基础方药 干姜6克、肉桂3克、麦冬10克、甘草3克。（水煎服用）

方药解析 干姜，味辛，性热，归脾胃心肺经，具有温中散寒补虚的功效。肉桂，味辛、温，性热，归脾肾心肝经，具有补火助阳、散寒痛经止痛的功效。麦冬，味甘、微苦，性微寒，归肺、胃经，具有养阴润肺、益胃生津的功效。甘草以调和药性。诸药并用可散寒通络、益胃养阴。

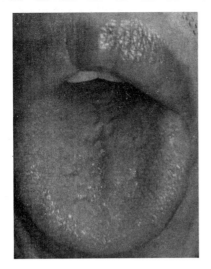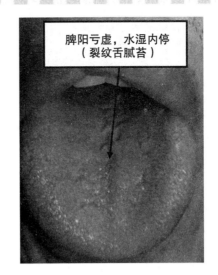

脾阳亏虚，水湿内停
（裂纹舌腻苔）

图7-10

图　解 舌质淡红，舌面广泛出现不规则纵行裂纹，以舌中部及舌根部尤甚，且有细腻致密的白色颗粒状苔质，此为裂纹舌腻苔。其形成原因多为脾阳亏虚，脾阳运化水湿受阻，舌体失去津液濡润。

临床意义 主脾阳亏虚，水湿内停。

治　法 温补脾阳除湿。

食疗方 生姜10克、南瓜50克、鲜淮山50克、乌鱼50克。（水煮服用）

基础方药 党参15克、砂仁6克、白术10克、陈皮8克、甘草3克。（水煎服用）

方药解析 党参，味甘，性平，归脾、肺经，具有补中益气、生津养血的功效。砂仁，味辛，性温，归脾胃肾经，具有温中止泻、化湿行气的功效。白术，味苦，性温，归脾胃经，具有补气健脾、燥湿利水的功效。陈皮，味辛，性温，归脾肺经，具有理气、健脾、化湿的功效。甘草以调和药性。诸药并用可温补脾阳除湿。

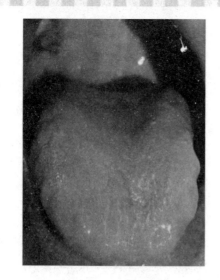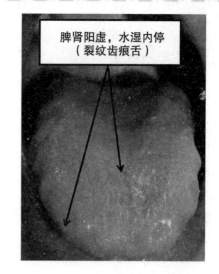

脾肾阳虚，水湿内停
（裂纹齿痕舌）

图7-11

图　解	舌质淡红，舌面上少有苔质，且舌体边缘见齿痕，舌体胖大，舌中间隐约可见裂纹，此为裂纹齿痕舌。其形成原因是脾肾阳虚，水液运化功能失常，导致体内津液输布障碍，水湿之邪停滞于体内而表现于舌。
临床意义	主脾肾阳虚，水湿内停。
治　法	温补脾肾，运化水湿。
食疗方	生姜10克、胡椒粉3克、鲜淮山50~100克、鸽子肉50克。（水煮服用，胡椒粉后下）
基础方药	党参10克、藿香10克、砂仁6克、白术10克、甘草3克。（水煎服用）
方药解析	党参，味甘，性平，归脾、肺经，具有补中益气、生津养血的功效。藿香，味辛，性微温，具有化湿、理气和中的功效。砂仁，味辛，性温，归脾胃肾经，具有温中止泻、化湿行气的功效。白术，味苦，性温，归脾胃经，具有补气健脾、燥湿利水的功效。

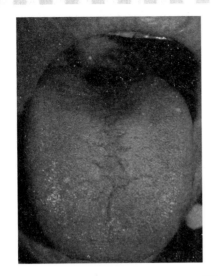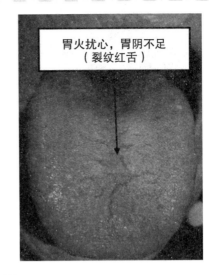

胃火扰心，胃阴不足
（裂纹红舌）

图7-12

图　解 全舌偏红，以舌尖尤甚，且舌中及舌根可见多条纵横交错的裂纹，此为裂纹红舌。其形成原因是由于胃火上炎扰心，血热上行，同时胃热灼伤阴液，舌体失去津液茹润。

临床意义 主胃火扰心，胃阴不足。

治　法 清胃火，养胃阴。

食疗方 白莲肉15克、鲜淮山50克、乌鱼50~100克。（水煮服用）

基础方药 黄连6克、麦冬6克、甘草3克。（水煎服用）

方药解析 黄连，味苦，性寒，归心脾胃胆经，具有清热燥湿、泻火解毒的功效，主清中焦之胃热。麦冬，味甘、微苦，性微寒，归肺、胃经，具有养阴润肺、益胃生津的功效。甘草以调和药性。三药合用，既能清胃热之火，又可滋养胃阴，所谓祛邪不忘补阴。

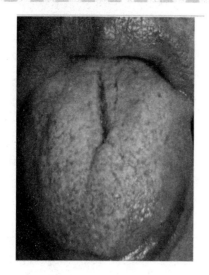
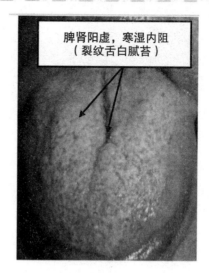

脾肾阳虚，寒湿内阻
（裂纹舌白腻苔）

图7-13

图　　解　舌质淡红，舌中部及舌根部有细腻致密的白色颗粒状白腻苔，舌体中部可见纵行裂纹，此多为裂纹舌白腻苔。其形成原因多为脾肾阳虚，致阳气温煦不足，继而外感寒湿邪气侵犯中焦，由正气不足又外感寒湿邪气所致。

临床意义　主脾肾阳虚，寒湿内阻。

治　　法　温补脾肾，散寒除湿。

食 疗 方　生姜6克、胡椒粉2克、鲜淮山50~100克、白莲肉20克。（水煮服用，胡椒粉后下）

基础方药　草果6克、干姜6克、山药30克、甘草3克。（水煎服用）

方药解析　草果，味辛，性温，归胃经，具有燥湿除寒、健脾开胃、利水消肿的功效。干姜，味辛，性热，具有温中散寒补虚的功效。山药，味甘，性平，归脾肺肾经，具有益气养阴、补脾肺肾的功效。甘草以调和药性。四药同用可散寒除湿、温补脾肾，可谓扶正与祛邪并重。

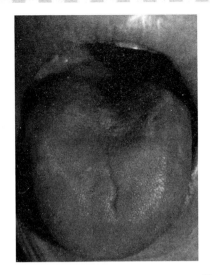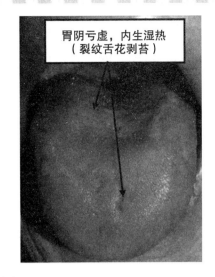

胃阴亏虚，内生湿热
（裂纹舌花剥苔）

图7-14

图　解　舌质淡红，舌尖、舌中部光滑无苔，余处斑驳残存界限明显的舌苔，舌中部可见不规则的纵行裂纹，舌根部可见黄厚腻苔质，此多为裂纹舌花剥苔。其形成原因为素体久病，内生湿热滞于下焦，胃气匮乏，不得上熏于舌，或者胃阴损伤严重，不能上潮于舌而出现无苔。

临床意义　主胃阴亏虚，内生湿热。

治　法　益胃养阴，清利湿热。

食疗方　生姜10克、陈皮10克、羊肉50~100克。（水煮服用）

基础方药　党参15克、麦冬10克、藿香8克、黄柏5克。（水煎服用）

方药解析　党参，味甘，性平，归脾肺经，具有补中益气、生津养血的功效。麦冬，味甘、微苦，性微寒，归肺胃经，具有养阴润肺、益胃生津的功效。藿香，味辛，性微温，具有化湿、理气和中的功效。黄柏，味苦，性寒，具有清热燥湿、泻火解毒的功效。四药同用可益胃养阴、清利湿热。

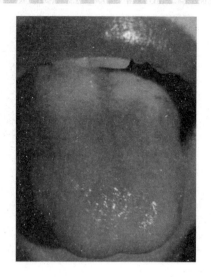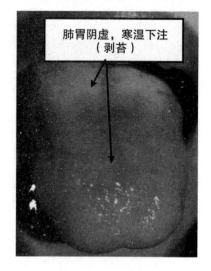

肺胃阴虚，寒湿下注
（剥苔）

图7-15

图　解　舌质淡红，舌尖、舌中部光滑无苔，余处斑驳残存界限明显的舌苔，舌根部可见白腻苔质，此多为剥苔。其形成原因为素体久病，内生寒湿滞于下焦，胃气匮乏，不得上熏于舌，或者胃阴损伤严重，不能上潮于舌而出现无苔。

临床意义　主肺胃阴虚，寒湿下注。

治　法　滋阴养胃，散寒除湿。

食疗方　生姜10克、胡椒粉2克、乌鱼50克、糯米30克。（水煮服用，胡椒粉后下）

基础方药　党参15克、麦冬10克、藿香8克、干姜6克。（水煎服用）

方药解析　党参，味甘，性平，归脾肺经，具有补中益气、生津养血的功效。麦冬，味甘、微苦，性微寒，归肺胃经，具有养阴润肺、益胃生津的功效。藿香，味辛，性微温，具有化湿、理气和中的功效。干姜，味辛，性热，归脾胃心肺经，具有温中散寒补虚的功效。四药同用可滋阴养胃、散寒除湿。

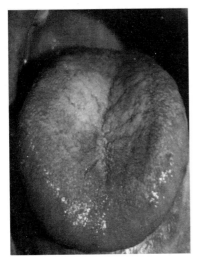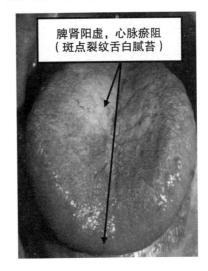

脾肾阳虚，心脉瘀阻
（斑点裂纹舌白腻苔）

图7-16

图　解　舌质淡红，舌中部及舌根部有多条不规则的纵行裂纹，舌根部有颗粒细腻的白色苔质，舌尖局部出现瘀斑，此多为斑点裂纹舌白腻苔。其形成原因是素体脾肾不足，脾肾的运化功能失常，使得舌体无法得以阴液充盈，血脉运行不畅，瘀阻心脉而表现心尖部斑点舌。

临床意义　主脾肾阳虚，心脉瘀阻。

治　法　温补脾肾，养心通络。

食疗方　洋葱30克、生姜10克、葱白30克、羊肉50~100克。（水煮服用）

基础方药　当归10克、川芎8克、干姜6克、山药15克。（水煎服用）

方药解析　当归，味甘、辛，性温，具有补血活血的功效。川芎，味辛，性温，归肝胆心包经，具有活血行气、祛瘀止痛的功效。干姜，味辛，性热，归脾胃心肺经，具有温中散寒补虚的功效。山药，味甘，性平，归脾肺肾经，具有益气养阴、补脾肺肾的功效。

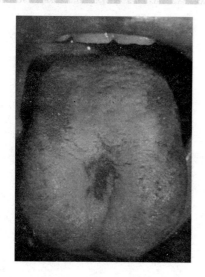
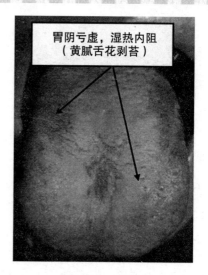

胃阴亏虚，湿热内阻
（黄腻舌花剥苔）

图7-17

图　　解　舌质淡红，舌中部及舌两边出现不同程度的脱落苔质，余处斑驳残存界限明显的黄腻舌苔，舌根部可见黄厚腻苔质，此多为花剥苔。其形成原因为素体久病，内生湿热滞于中下焦，但胃气匮乏，不得上熏于舌，或者胃阴损伤严重，不能上潮于舌而出现剥苔。

临床意义　主胃阴亏虚，湿热内阻。

治　　法　益胃养阴，清热除湿。

食疗方　生姜10克、大枣20克、花椒2克、胎盘粉2~5克。（将前三味煮水，取汁50毫升左右，再加胎盘粉炖后服用）

基础方药　北沙参10克、麦冬10克、藿香8克、石斛8克。（水煎服用）

方药解析　北沙参，味甘，性凉，归肺脾经，具有养阴清热、祛痰止咳的功效。麦冬，味甘、微苦，性微寒，归肺胃经，具有养阴润肺、益胃生津的功效。藿香，味辛，性微温，具有化湿、理气和中的功效。石斛，味甘，性微寒，归胃肾经，具有益胃生津、滋阴清热的功效。

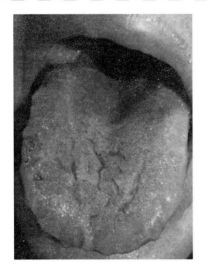
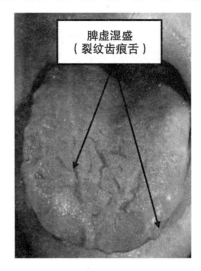

脾虚湿盛
（裂纹齿痕舌）

图7-18

图　解　舌质偏淡红，舌中部多处有纵横交错的裂纹，且舌中及舌
根有不规则的舌苔剥落，剥落处光滑无苔，舌体边缘有齿
痕，此多为裂纹齿痕舌。其形成原因是脾虚不能运化水
湿，湿阻于舌而使舌体胖大，受齿列挤压而形成痕，齿痕
舌常与胖嫩舌同见。

临床意义　主脾虚湿盛。

治　法　健脾祛湿，补中益气。

食疗方　生姜10克、大茴香3克、鲜淮山50克、羊肉50克。（水煮服用）

基础方药　党参15克、藿香6克、白术5克、草果6克。（水煎服用）

方药解析　党参，味甘，性平，归脾、肺经，具有补中益气、生津养
血的功效。藿香，味辛，性微温，具有化湿、理气和中的
功效。白术，味苦，性温，归脾胃经，具有补气健脾、燥
湿利水的功效。草果，味辛，性温，归胃经，具有燥湿除
寒、健脾开胃、利水消肿的功效。四药合用可健脾祛湿、
补中益气。

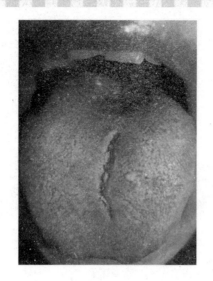 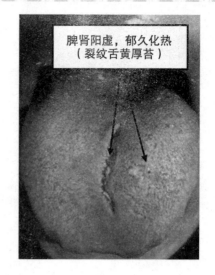

脾肾阳虚，郁久化热
（裂纹舌黄厚苔）

图7-19

图　　解	舌质淡白，舌面广泛呈现细腻致密的黄色颗粒状厚腻苔质，舌中部可见一条纵行裂纹，此为裂纹舌黄厚苔。其形成原因多为脾肾阳虚，脾肾的运化功能失常，继而阴寒内生，郁久化热，阻碍阳气的升发及津液输布障碍。
临床意义	主脾肾阳虚，郁久化热。
治　　法	温补脾肾并清热。
食 疗 方	大枣15克、生姜10克、鲫鱼50~100克。（水煮服用）
基础方药	干姜10克、黄连6克、山药20克、甘草3克。（水煎服用）
方药解析	干姜，味辛，性热，归脾胃心肺经，具有温中散寒补虚的功效。黄连，味苦，性寒，具有清热燥湿、泻火解毒的功效。山药，味甘，性平，归脾肺肾经，具有益气养阴、补脾肺肾的功效。甘草以调和药性。诸药配伍在达到温补脾肾的同时，又有清热的功效，具有扶正兼祛邪之功。

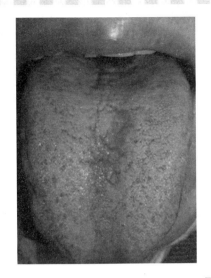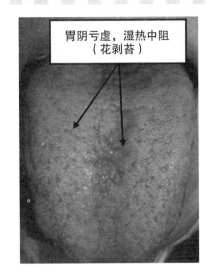

胃阴亏虚，湿热中阻
（花剥苔）

图7-20

图　　解　舌质淡红，舌中部出现不同程度的脱落苔质，余处斑驳残存界限明显的黄腻舌苔，此多为花剥苔。其形成原因为素体久病，内生湿热滞于中焦，胃气匮乏，不得上熏于舌，或者胃阴损伤严重，不能上潮于舌而出现剥苔。

临床意义　主胃阴亏虚，湿热中阻。

治　　法　益胃养阴，清利湿热。

食 疗 方　生姜10克、白莲肉15克、鳝鱼50~100克、小米30克。（水煮服用）

基础方药　党参15克、麦冬10克、藿香8克、黄连6克。（水煎服用）

方药解析　党参，味甘，性平，归脾肺经，具有补中益气、生津养血的功效。麦冬，味甘、微苦，性微寒，归肺胃经，具有养阴润肺、益胃生津的功效。藿香，味辛，性微温，具有化湿、理气和中的功效。黄连，味苦，性寒，具有清热燥湿、泻火解毒的功效，长于清利中焦湿热。四药同用可益胃养阴、清利湿热。

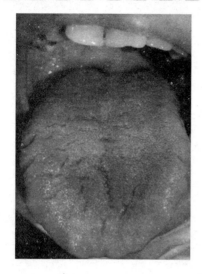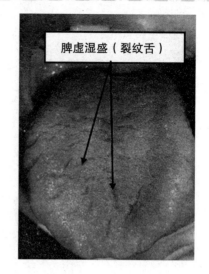

脾虚湿盛（裂纹舌）

图7-21

图　　解　舌质偏淡红，舌面多处可见纵横交错的裂纹，此多为裂纹舌。其形成原因是脾胃虚弱，运化功能失常，不能运化水湿。

临床意义　主脾虚湿盛。

治　　法　理气健脾祛湿。

食　疗　方　胡萝卜30克、白莲肉15克、鲜淮山30克、猪瘦肉50克。（水煮服用）

基础方药　党参15克、藿香8克、草果6克、白术5克。（水煎服用）

方药解析　党参，味甘，性平，归脾、肺经，具有补中益气、生津养血的功效。藿香，味辛，性微温，具有化湿、理气和中的功效。草果，味辛，性温，归胃经，具有燥湿除寒、健脾开胃、利水消肿的功效。白术，味苦，性温，归脾胃经，具有补气健脾、燥湿利水的功效。四药同用可祛水湿之邪、补脾胃之虚。

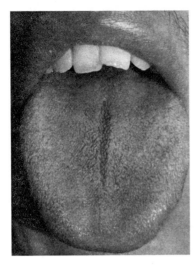 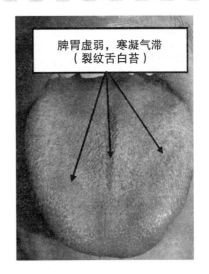

脾胃虚弱，寒凝气滞
（裂纹舌白苔）

图7-22

图　解　全舌偏红绛，舌体中部有一纵行的裂纹，舌面散在白色苔质，此多为裂纹舌白苔。其形成原因多为脾胃运化无力，气血运化不足，又外感寒邪阻碍气机运动，由脾胃亏虚，血虚不润，寒凝气滞所致。

临床意义　主脾胃虚弱，寒凝气滞。

治　法　补益脾胃，散寒通滞。

食疗方　生姜6克、南瓜20克、鲜淮山50克、乌鱼50~100克。（水煮服用）

基础方药　干姜6克、党参15克、草果6克、甘草3克。（水煎服用）

方药解析　干姜，味辛，性热，具有温中散寒补虚的功效。党参，味甘，性平，归脾、肺经，具有补中益气、生津养血的功效。草果，味辛，性温，归胃经，具有燥湿除寒、健脾开胃、利水消肿的功效。甘草以调和药性。诸药并用可散寒通滞、补脾益胃，可谓扶正祛邪并重。

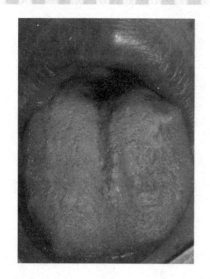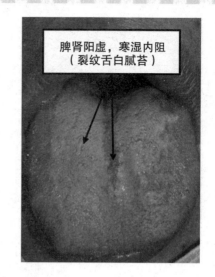

脾肾阳虚，寒湿内阻
（裂纹舌白腻苔）

图7-23

图　解　舌质偏红，舌中部及舌根部出现细腻致密的白色颗粒，舌体中部可见纵行裂纹，此多为裂纹舌白腻苔。其形成原因多为脾肾阳亏虚，致阳气温煦不足，继而寒湿邪气内犯，所谓正虚邪盛之时。

临床意义　主脾肾阳虚，寒湿内阻。

治　　法　温补脾肾，散寒除湿。

食　疗　方　生姜10克、白莲肉15克、鲜淮山50~100克、鲤鱼50克。（水煮服用）

基础方药　草果6克、干姜6克、山药20克、砂仁6克。（水煎服用）

方药解析　草果，味辛，性温，归胃经，具有燥湿除寒、健脾开胃、利水消肿的功效。干姜，味辛，性热，具有温中散寒补虚的功效。山药，味甘，性平，归脾肺肾经，具有益气养阴、补脾肺肾的功效。砂仁，味辛，性温，归脾胃肾经，具有温中止泻、化湿行气的功效。四药同用可散寒除湿、温补脾肾，可谓扶正与祛邪并重。

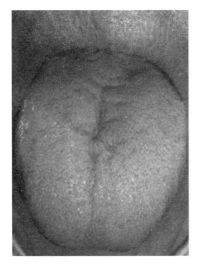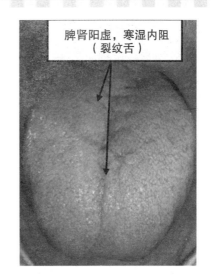

脾肾阳虚，寒湿内阻
（裂纹舌）

图7-24

图　解　舌质淡红，全舌布满细腻的白色颗粒状舌苔，舌中及舌根部可见纵横交错的裂纹，此为裂纹舌白腻苔。其形成原因多为脾肾阳虚，脾肾气化功能失于濡养，且内生寒湿之邪，阻碍阳气升发和温煦，致体内津液输布障碍。

临床意义　主脾肾阳虚，寒湿内阻。

治　法　温补脾肾，散寒除湿。

食疗方　陈皮10克、小米50克、生姜10克、南瓜30克。（水煮服用）

基础方药　干姜6克、藿香6克、草果6克、白术12克。（水煎服用）

方药解析　干姜，味辛，性热，归脾胃心肺经，具有温中散寒补虚的功效。藿香，味辛，性微温，具有化湿、理气和中的功效。草果，味辛，性温，归肺、胃经，具有燥湿除寒、健脾开胃、利水消肿的功效。白术，味苦，性温，归脾胃经，具有补气健脾、燥湿利水的功效。四药同用既能散寒除湿，又可温补脾肾，达到祛邪不伤正，祛邪不忘扶正之效。

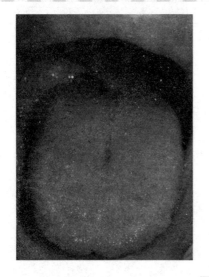
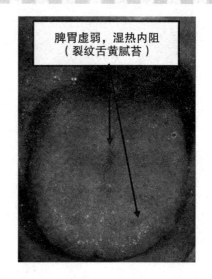

脾胃虚弱，湿热内阻
（裂纹舌黄腻苔）

图7-25

图　解 舌质偏红，舌中部及根部可见颗粒细腻的黄色苔质，舌体中部有一条纵行裂纹，此多为裂纹舌黄腻苔。其形成原因多为脾胃虚弱，运化无力，致气血运化不足或受阻，继而中焦水湿运行受阻，郁而化热成湿热中阻。

临床意义 主脾胃虚弱，湿热内阻。

治　法 健脾养胃，清利湿热。

食疗方 白莲肉10克、生姜10克、鲜淮山50克、胎盘粉2~5克。（将前三味煮水，取汁50毫升左右，再加胎盘粉炖后服用）

基础方药 藿香10克、黄连6克、陈皮10克、甘草3克。（水煎服用）

方药解析 藿香，味辛，性微温，归脾胃肺经，具有化湿、理气和中的功效。黄连，味苦，性寒，归心脾胃大肠经，具有清热燥湿、泻火解毒的功效。陈皮，味辛，性温，归脾肺经，具有理气健脾、燥湿化痰的功效。甘草以调和药性。四药配伍可清热利湿、补气健脾，具有扶正兼祛邪之效。

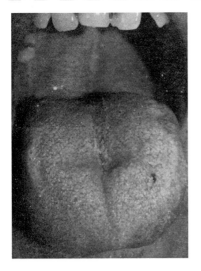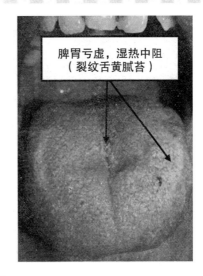

脾胃亏虚，湿热中阻
（裂纹舌黄腻苔）

图7-26

图　解　舌质淡红，舌中部及舌根部有一条纵行的裂纹，舌面广泛可见颗粒细腻的薄黄色苔质，此为裂纹舌黄腻苔。其形成原因多为脾胃亏虚，脾胃运化功能失常，体内水湿运化障碍，郁而化热成湿热中阻，舌体失去津液濡润。

临床意义　主脾胃亏虚，湿热中阻。

治　法　健脾益胃，清利湿热。

食疗方　生姜10克、乌鱼50克、陈皮10克。（水煮服用）

基础方药　藿香10克、黄连6克、白术10克、陈皮8克。（水煎服用）

方药解析　藿香，味辛，性微温，归脾胃肺经，具有化湿、理气和中的功效。黄连，味苦，性寒，归心脾胃大肠经，具有清热燥湿、泻火解毒的功效。白术，味苦，性温，归脾胃经，具有补气健脾、燥湿利水的功效。陈皮，味辛，性温，归脾肺经，具有理气健脾、燥湿化痰的功效。四药配伍可清热利湿，健脾养胃，具有扶正兼祛邪之效。

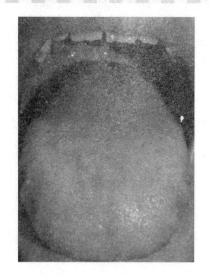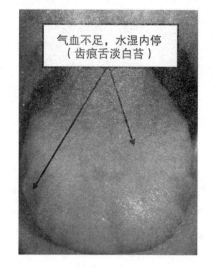

气血不足，水湿内停
（齿痕舌淡白苔）

图7-27

图 解 整个舌体呈淡白色，舌面上可见薄白色苔质，舌体的边缘见齿痕，舌质失于血色如润，此为齿痕舌淡白苔。其形成原因多由于脾胃虚弱不能运化水湿，水湿受阻而出现舌体胖大，受齿列挤压而形成痕，气血生化功能失常，导致体内气血不足，气血不能荣润于舌。

临床意义 主气血不足，水湿内停。

治 法 健脾祛湿，益气补血。

食疗方 生姜10克、胡椒粉2克、葱白30克、鲫鱼50~100克。（水煮服用，胡椒粉后下）

基础方药 党参15克、藿香8克、当归10克、砂仁6克。（水煎服用）

方药解析 党参，味甘，性平，归脾、肺经，具有补中益气、生津养血的功效。藿香，味辛，性微温，归脾胃肺经，具有化湿、理气和中的作用。当归，味甘，性温，归脾、心、肝经，具有补血活血、调经止痛的功效。砂仁，味辛，性温，归脾胃肾经，具有温中止泻、化湿行气的功效。

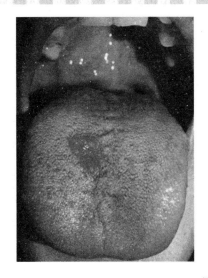
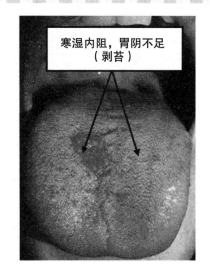

寒湿内阻，胃阴不足
（剥苔）

图7-28

图　解　舌质淡红，舌面可见散在细腻的白色颗粒状苔质，分布不均，以舌根部尤甚，舌中部可见局部剥脱的苔质，此为剥苔。其形成原因多为素体受寒湿邪侵犯，阻碍气血生化功能，胃阴失于濡润。

临床意义　主寒湿内阻、胃阴不足。

治　法　散寒除湿，益胃养阴。

食疗方　葱白30克、生姜10克、鸡肉50~100克。（水煮服用）

基础方药　干姜6克、草果6克、麦冬15克、甘草3克。（水煎服用）

方药解析　干姜，味辛，性热，归脾胃心肺经，具有温中散寒补虚的功效。草果，味辛，性温，归胃经，具有燥湿除寒、健脾开胃、利水消肿的功效。麦冬，味甘、微苦，性微寒，归肺、胃经，具有养阴润肺、益胃生津的功效。甘草以调和药性。诸药并用可散寒除湿、益胃养阴。

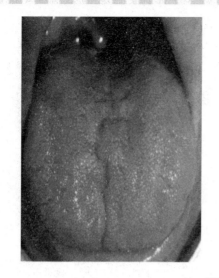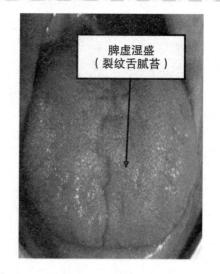

脾虚湿盛
（裂纹舌腻苔）

图7-29

| 图　解 | 舌质淡红，全舌布满细腻的颗粒状舌苔，舌中及舌根部可见纵横交错的不规则裂纹，此为裂纹舌腻苔。其形成原因多为脾胃虚弱，气血生化功能失于濡养，且内生寒湿之邪，阻碍阳气升发和温煦，致体内津液输布障碍。 |

临床意义 主脾虚湿盛。

治　　法 补脾除湿。

食 疗 方 生姜10克、南瓜30克、乌鱼50~100克。（水煮服用）

基础方药 草果6克、藿香6克、白术10克、甘草3克。（水煎服用）

方药解析 草果，味辛，性温，归肺、胃经，具有燥湿除寒、健脾开胃、利水消肿的功效。藿香，味辛，性微温，具有化湿、理气和中的功效。白术，味苦，性温，归脾胃经，具有补气健脾、燥湿利水的功效。四味药物同用既能祛除湿邪，又可补脾益气，达到祛邪不伤正，祛邪不忘扶正之效。

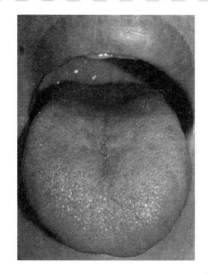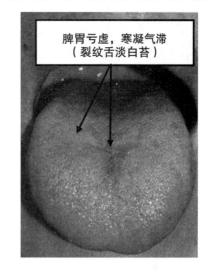

脾胃亏虚，寒凝气滞
（裂纹舌淡白苔）

图7-30

图　解　舌质红润，舌体中部有一纵行的裂纹，舌面散在白色苔质，以舌中部尤甚，此多为裂纹舌淡白苔。其形成原因多为脾胃运化无力，气血运化不足，又外感寒邪阻碍气机运动，由脾胃亏虚，血虚不润，寒凝气滞所致。

临床意义　主脾胃亏虚，寒凝气滞。

治　法　补益脾胃，散寒通滞。

食 疗 方　生姜6克、葱白30克、南瓜30克、羊肉30克。（水煮服用）

基础方药　党参10克、草果6克、干姜6克、砂仁6克、甘草3克。（水煎服用）

方药解析　党参，味甘，性平，归脾、肺经，具有补中益气、生津养血的功效。草果，味辛，性温，归胃经，具有燥湿除寒、健脾开胃、利水消肿的功效。干姜，味辛，性热，具有温中散寒补虚的功效。砂仁，味辛，性温，归脾胃肾经，具有温中止泻、化湿行气的功效。甘草以调和药性。诸药并用可散寒通滞、补脾益胃，可谓扶正祛邪并重。

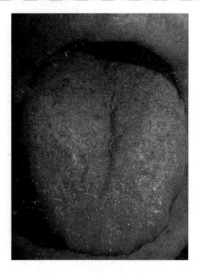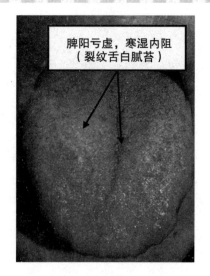

脾阳亏虚，寒湿内阻
（裂纹舌白腻苔）

图7-31

图　解　舌质偏红，舌中部散在出现细腻致密的白色颗粒，舌体中部有一条纵行裂纹，此多为裂纹舌白腻苔。其形成原因多为脾阳亏虚，致阳气温煦不足，继而寒湿邪气内犯，所谓正虚邪盛之时。

临床意义　主脾阳亏虚，寒湿内阻。

治　　法　温补脾阳，散寒除湿。

食疗方　白莲肉15克、葱白30克、鸭肉50克。（水煮服用）

基础方药　草果6克、砂仁6克、山药20克、甘草4克。（水煎服用）

方药解析　草果，味辛，性温，归胃经，具有燥湿除寒、健脾开胃、利水消肿的功效。砂仁，味辛，性温，归脾胃肾经，具有温中止泻、化湿行气的功效。山药，味甘，性平，归脾肺肾经，具有益气养阴、补脾肺肾的功效。甘草以调和药性。四药同用可散寒除湿、温补脾阳，可谓扶正与祛邪并重。

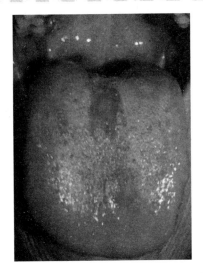
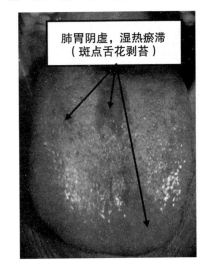

肺胃阴虚，湿热瘀滞
（斑点舌花剥苔）

图7-32

图　　解　舌质淡红，舌中部及舌尖部光滑无苔，其余边界可见颗粒细腻的黄色苔质，且舌体左边出现灰黑色的苔质，此为斑点舌花剥苔。其形成原因为素体久病，肺胃阴虚，继而内生湿热滞于中焦，气血运行不畅导致瘀滞中焦，气血的温煦不得上熏于舌。

临床意义　主肺胃阴虚，湿热瘀滞。

治　　法　滋阴养胃，清热除湿，行气散瘀。

食 疗 方　白莲肉20克、陈皮10克、胎盘粉2~5克。（将前两味煮水，取汁50毫升左右，再加胎盘粉炖后服用）

基础方药　麦冬10克、藿香8克、石斛8克、川芎6克。（水煎服用）

方药解析　麦冬，具有养阴润肺、益胃生津的功效。藿香，具有化湿、理气和中的功效。石斛，具有益胃生津、滋阴清热的功效。川芎，具有活血行气、祛瘀止痛的功效。四药合用可滋阴养胃、清热除湿、行气散瘀。

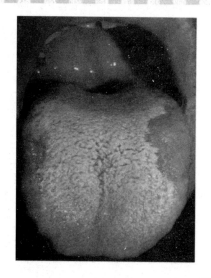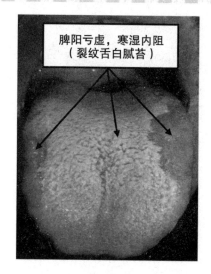

脾阳亏虚，寒湿内阻
（裂纹舌白腻苔）

图7-33

| 图　解 | 舌质淡红，舌中部及舌根部可见细腻致密的厚白色颗粒，舌体两侧无明显苔质，且边界清晰，此多为厚白腻剥苔。其形成原因多为素体内生寒湿邪气，困扰中下焦，致阳气散发失衡，继而阳损及阴，导致中焦肝阴亏虚。 |

临床意义 主脾阳亏虚，寒湿内阻。

治　法 散寒除湿，养阴柔肝。

食疗方 生姜10克、白莲肉15克、鲜淮山30克、乌鱼50~100克。（水煮服用）

基础方药 草果6克、白芍8克、麦冬8克、砂仁6克。（水煎服用）

方药解析 草果，具有燥湿除寒、健脾开胃、利水消肿的功效。白芍，具有养血调经、养阴止汗、柔肝止痛的功效。麦冬，具有养阴润肺、益胃生津的功效。砂仁，具有温中止泻、化湿行气的功效。四药同用可散寒除湿、养阴柔肝。

附录　病案分析

【病案一】

患者龚某某，于2021年6月16日初次求诊，具体舌象如附图1所示：

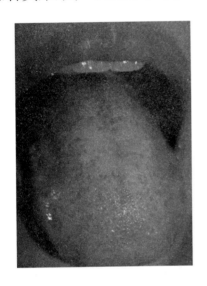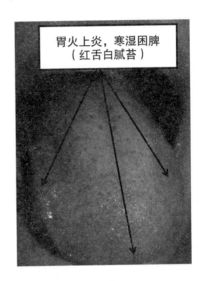

胃火上炎，寒湿困脾
（红舌白腻苔）

附图1

图　解　舌质红，以舌尖及舌两边尤甚，舌两边缘可见多处局部舌面溃疡，舌中部多处泛现颗粒细腻的黄白苔，此为红舌白腻苔。其形成原因为饮食过于辛辣，导致胃火旺盛，胃火上炎扰心，心开窍于舌，则出现舌质红、舌面溃疡；遂过量饮寒冷之品以降火，致舌中部返现黄白腻苔，此为寒湿停留脾胃。

临床意义　胃火上炎，寒湿困脾。

| 治　法 | 清胃降火，健脾祛湿。 |

| 食疗方 | 葱白30克、生姜6克、白萝卜50克、乌鱼50~100克。（水煮服用）。 |

| 基础方药 | 党参15克、黄连6克、草果6克、藿香8克。（水煎服用） |

| 方药解析 | 党参，味甘、性平，归脾、肺经，具有清热化瘀健脾的功效。黄连，味苦，性寒，归心脾胃胆经，具有清热燥湿、泻火解毒的功效，主清中焦之热。草果，味辛，性温，归肺、胃经，具有燥湿除寒、健脾开胃、利水消肿的功效。藿香，味辛，性微温，具有化湿、理气和中的作用。四药合用，既能清胃热之火，又可祛除脾之寒湿，同时又健脾开胃。此法谓祛邪不忘扶正。 |

患者经过一周中药内服调理后，于2021年6月23日复诊。其红舌已经转淡，舌两边溃疡处痊愈，具体舌象如附图2所示：

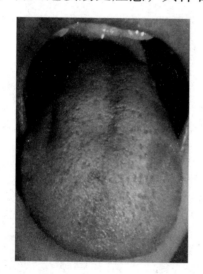 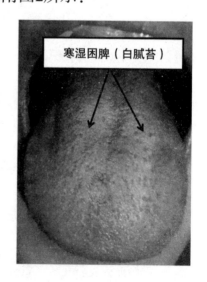

寒湿困脾（白腻苔）

附图2

| 图　　解 | 舌质淡红，舌中部可见颗粒细腻的薄白腻苔，此为白腻苔。其形成原因为素体胃火已除，但寒湿之邪仍在，寒湿困脾，脾的运化水湿功能受损，继而影响体内水湿运化。 |

临床意义　寒湿困脾。

治　　法　健脾祛湿，补中益气。

食 疗 方　生姜10克、陈皮10克、白莲肉15克、桂圆20克。（水煮服）

基础方药　党参15克、藿香6克、白术5克、甘草3克。（水煎服用）

方药解析　党参，味甘，性平，归脾、肺经，具有补中益气、生津养血功效。藿香，味辛，性微温，具有化湿、理气和中的功效。白术，味苦，性温，归脾胃经，具有补气健脾、燥湿利水的功效。三药合用，可健脾祛湿、补中益气。

【病案二】

患者尧某某，于2021年12月18日初次求诊，具体舌象如附图3所示：

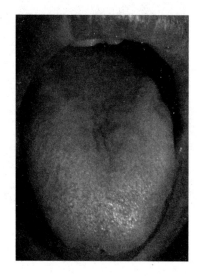 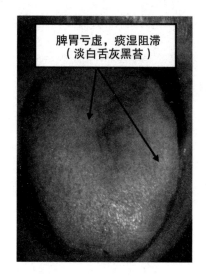

脾胃亏虚，痰湿阻滞
（淡白舌灰黑苔）

附图3

图　解　　舌质淡白，全舌面布满颗粒细腻的白色苔质，揩之不去，舌中部及舌根部见多处纵横交错的裂纹，周围可见片状的灰黑色苔质，此为淡白舌灰黑苔。灰黑苔多由白苔转化而成，多在疾病持续一定时日、发展到相当程度后出现。其形成原因是脾胃亏虚，气血运化失常，导致体内津液输布障碍，体内水湿运化失常，又外感寒湿之邪久停于体内，郁久而成痰湿。

临床意义　主脾胃亏虚，痰湿阻滞。

治　法　　理气健脾，祛痰除湿。

食疗方　　生姜6克、葱白30克、胎盘粉5克。（将前两味煮水，取汁50毫升左右，再加入胎盘粉炖后服用）

基础方药　党参12克、草果6克、藿香6克、陈皮15克、甘草4克。（水煎服用）

方药解析 党参，味甘，性平，归脾、肺经，具有补中益气、生津养血的功效。草果，味辛，性温，归胃经，具有燥湿除寒、健脾开胃、利水消肿的功效。藿香，味辛，性微温，具有化湿、理气和中的作用。陈皮，味辛，性温，归脾肺经，具有理气健脾、燥湿化痰的功效。四药同用可理气健脾、燥湿化痰。

患者经过中药内服调理后，于2022年1月16日复诊。其灰黑苔已经基本消失，淡白舌见转归，舌中部裂纹较前好转，具体舌象如附图4所示：

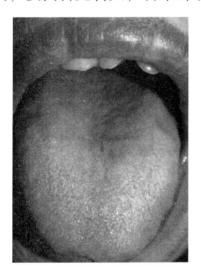
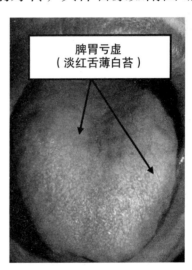

脾胃亏虚
（淡红舌薄白苔）

附图4

图解 舌质淡红，舌面可见颗粒细腻的薄白色苔质，舌中部及舌根部见较浅的裂纹，此为淡白舌薄白苔。其形成原因是素体痰湿之邪祛除后，正气尚弱，脾胃尚未恢复，仍处于虚弱之中。

临床意义 主脾胃亏虚。

治法 补脾益胃。

食 疗 方 葱白10克、干荔枝20克、白莲肉10克、乌鱼50克。（水煮服用）。

基础方药 党参15克、白术10克、陈皮10克、甘草3克。（水煎服用）

方药解析 党参，味甘，性平，归脾、肺经，具有补中益气、生津养血的功效。白术，味苦，性温，归脾胃经，具有补气健脾、燥湿利水的功效。陈皮，味辛，性温，归脾肺经，具有理气、健脾、化湿的功效。甘草以调和药性。诸药并用可理气健脾、补益和胃。

【病案三】

患者吴某某，于2021年12月10日初次求诊，具体舌象如附图5所示：

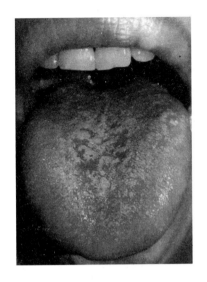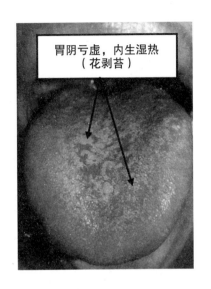

胃阴亏虚，内生湿热
（花剥苔）

附图 5

图　解　舌质淡紫，舌尖、舌中部有不规则的舌苔剥落，剥落处光滑无苔，余处斑驳残存界限明显的颗粒细腻的黄色苔质，此多为花剥苔。其形成原因为素体久病，胃阴亏虚，不能上潮于舌而出现无苔；再者内生湿热，阻碍气机运动，气血运化失常而出现黄腻苔质。

临床意义　主胃阴亏虚，湿热内阻。

治　法　益胃养阴，清利湿热。

食 疗 方　生姜10克、陈皮10克、草鱼肉50~100克。（水煮服用）

基础方药　党参15克、麦冬10克、藿香8克、黄连5克。（水煎服用）

方药解析　党参，味甘，性平。归脾肺经,具有补中益气、生津养血的功效。麦冬，味甘、微苦，性微寒，归肺胃经，具有养阴润肺、益胃生津的功效。藿香，味辛，性微温，具有化湿、理气和中的功效。黄连，味苦，性寒，具有清热燥湿、泻火解毒的功效，长于清利中焦湿热。四药共同可益胃养阴、清利湿热。

患者经过中药内服调理后，于2021年12月25日复诊。其黄腻苔已经基本消失，舌面上隐约见新生的薄白苔质，具体舌象如附图6所示：

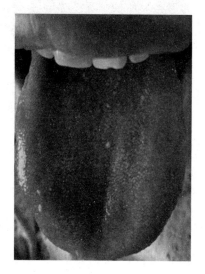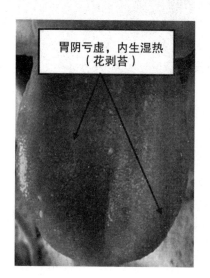

胃阴亏虚，内生湿热（花剥苔）

附图 6

| 图　解 | 舌质偏红绛，舌面隐约见少许薄白苔质，此为红绛舌剥苔。其形成原因是胃阴亏虚，滋生虚火，上炎于舌络致阴液耗损，导致舌苔无法形成。 |

| 临床意义 | 主胃阴亏虚，虚火上炎。 |

| 治　法 | 滋胃阴、降胃火。 |

| 食疗方 | 糯米50克、银耳10克、南瓜50克。（水煮服用） |

| 基础方药 | 石斛10克，麦冬10克、玄参10克、白芍15克。（水煎服用） |

| 方药解析 | 石斛，味甘，性微寒，归胃肾经，具有益胃生津、滋阴清热的功效。麦冬，味甘、微苦，性微寒，归肺、胃 |

经，具有养阴润肺、益胃生津的功效。玄参，味苦，性寒，具有凉血滋阴、泻火解毒的功效。白芍，味苦，性微寒，具有养血、敛阴的功效，既可巩固胃阴，又可养血生津。四药合用可滋补胃阴、清降虚火。